一個人
從天涯海角
出發

柴田久美子 著　樂美 譯

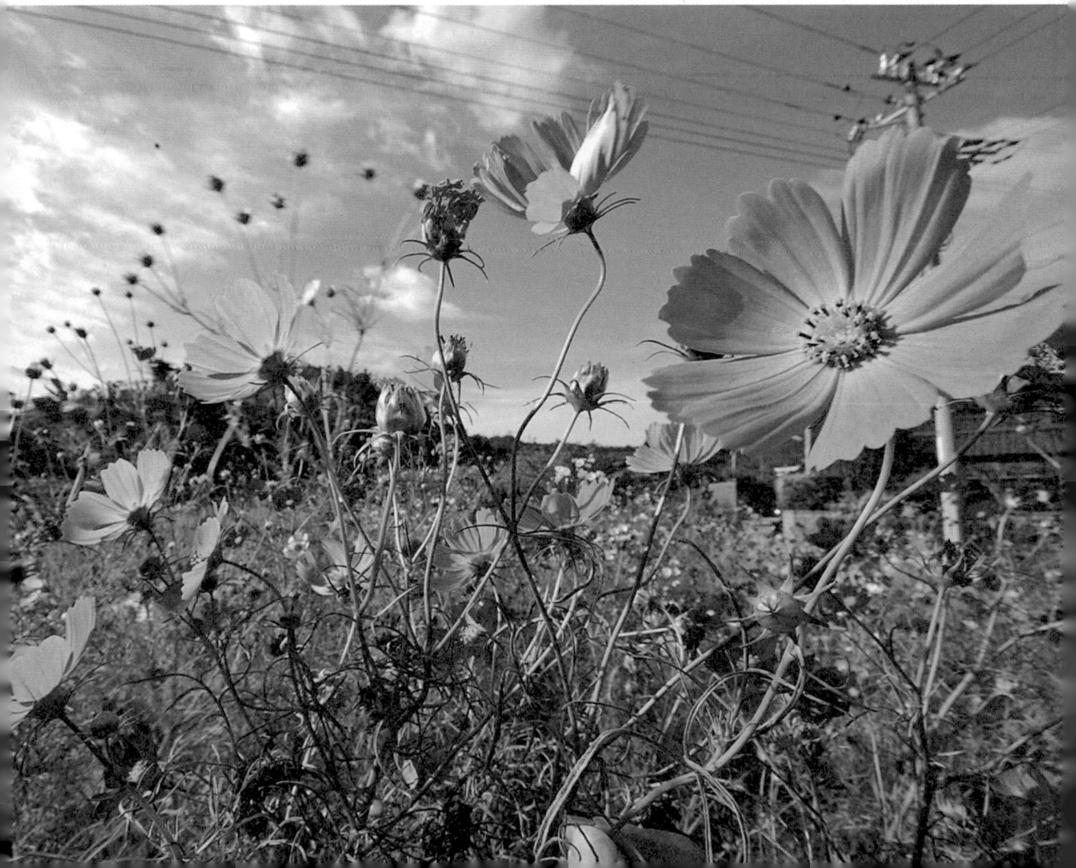

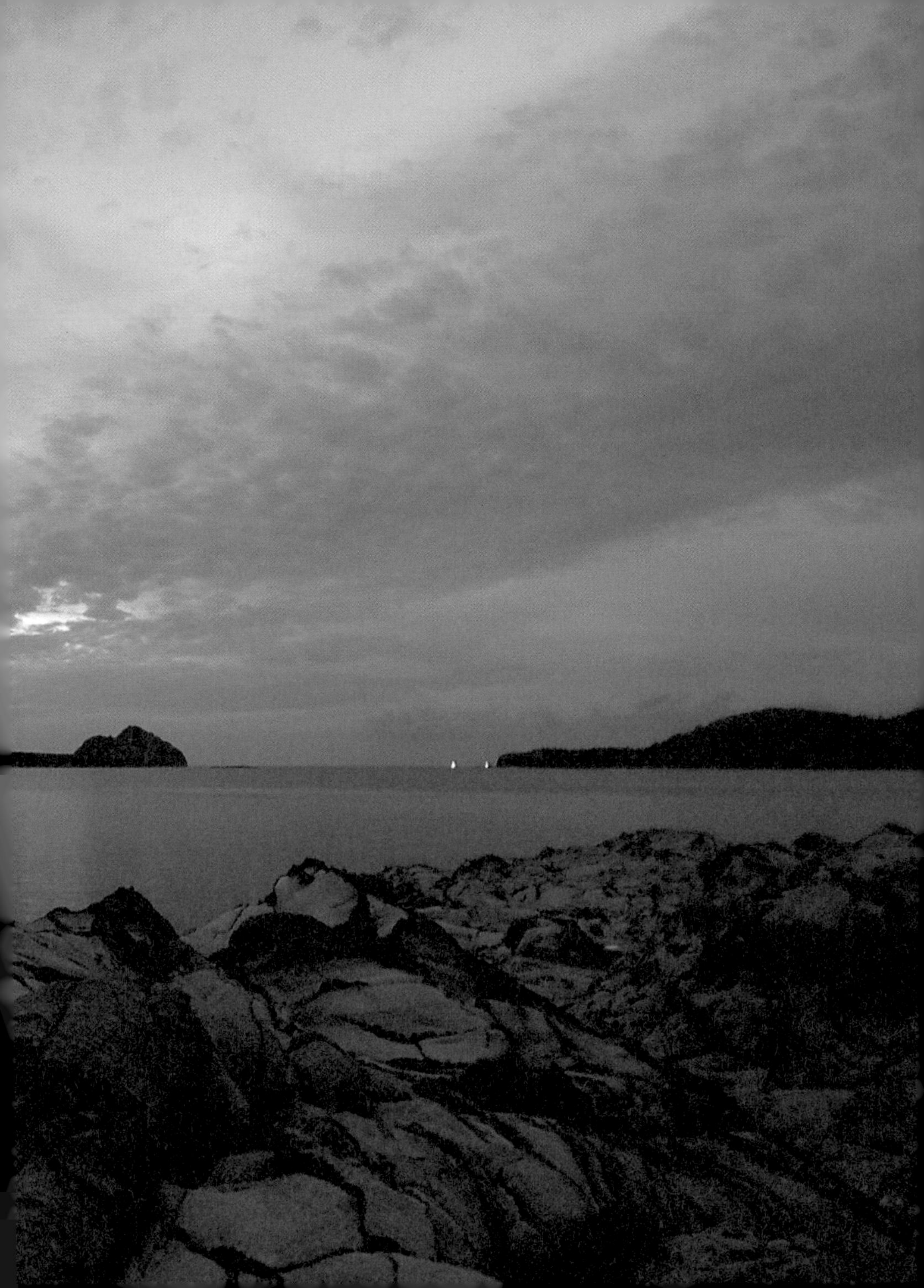

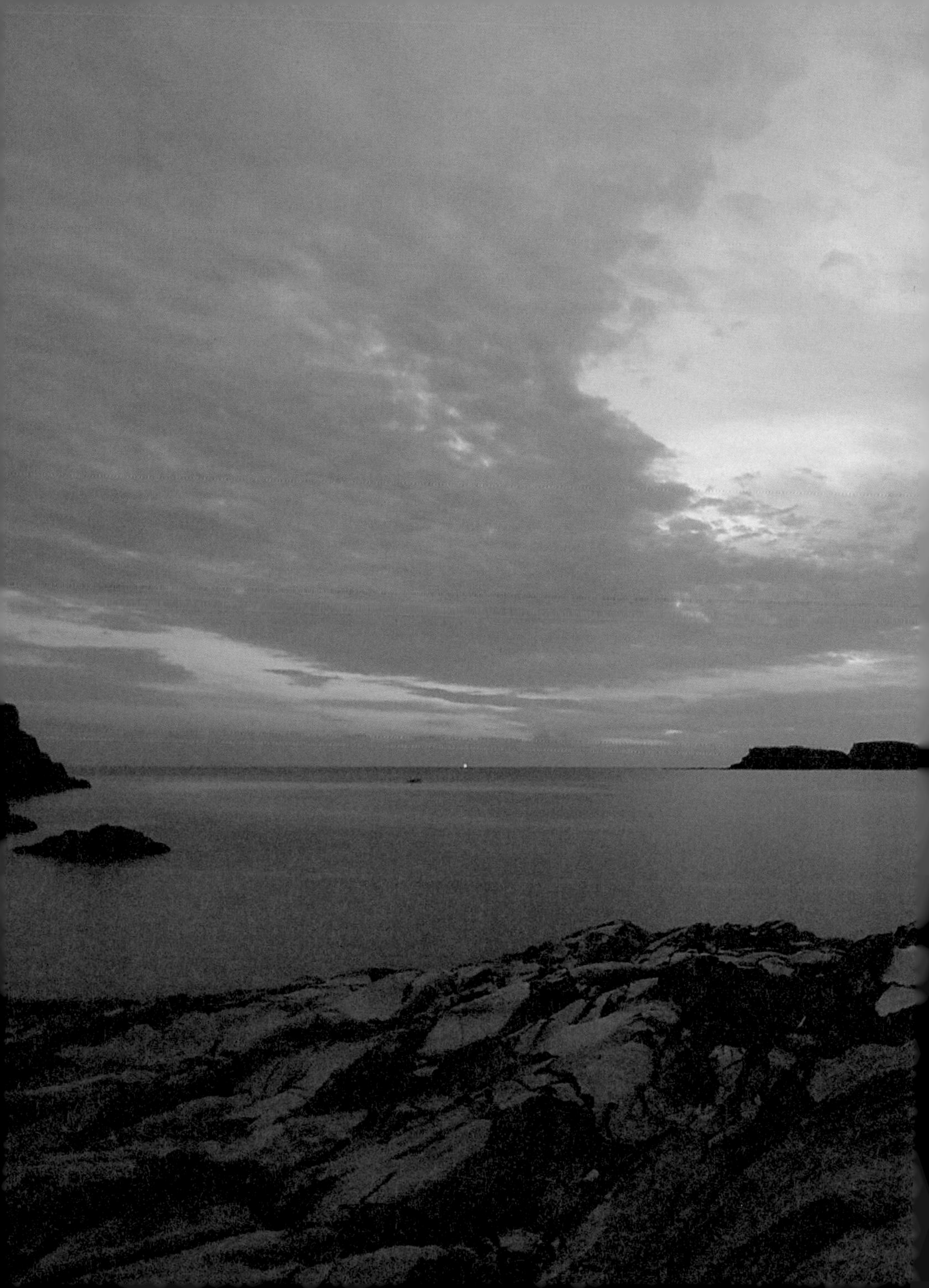

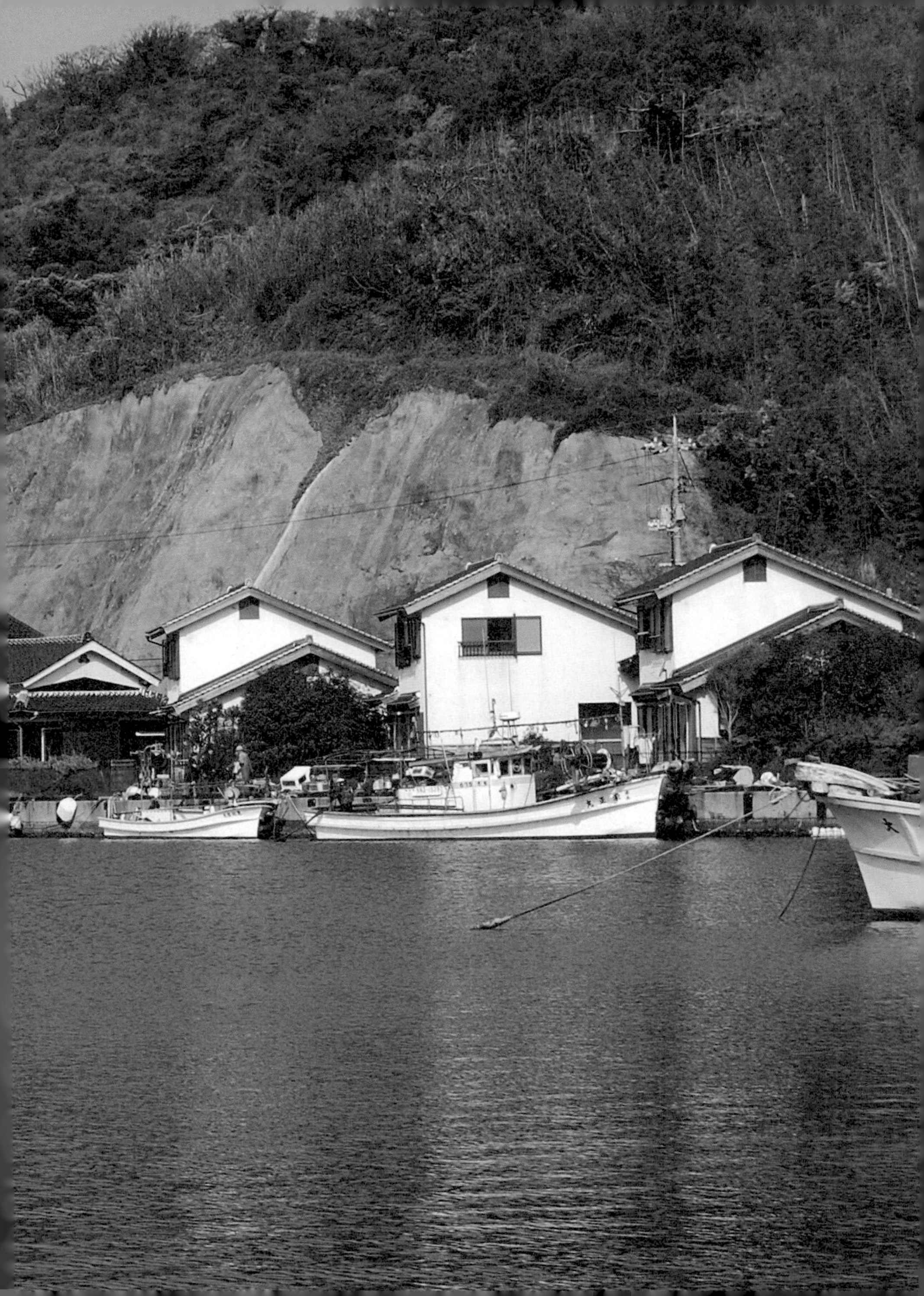

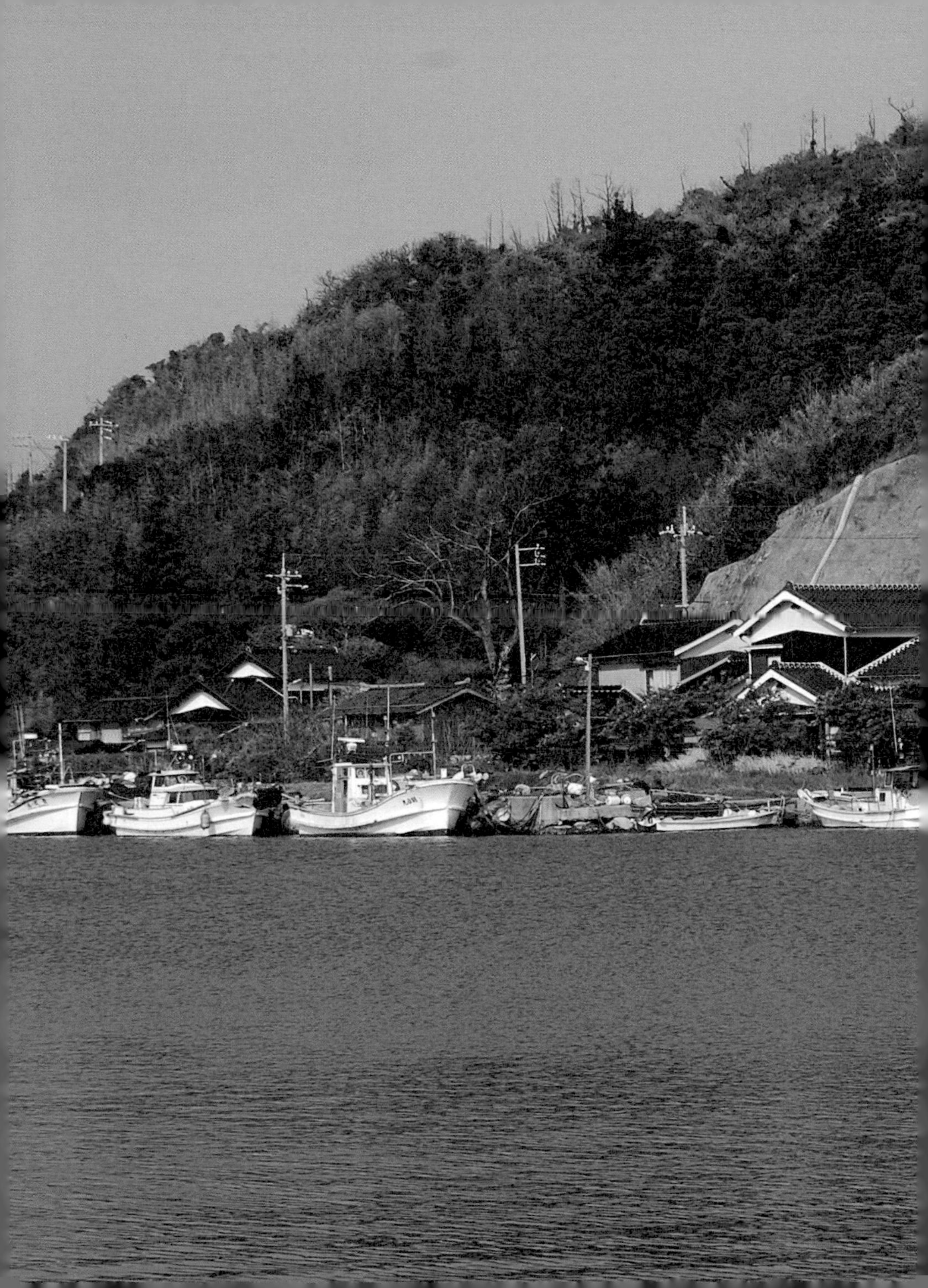

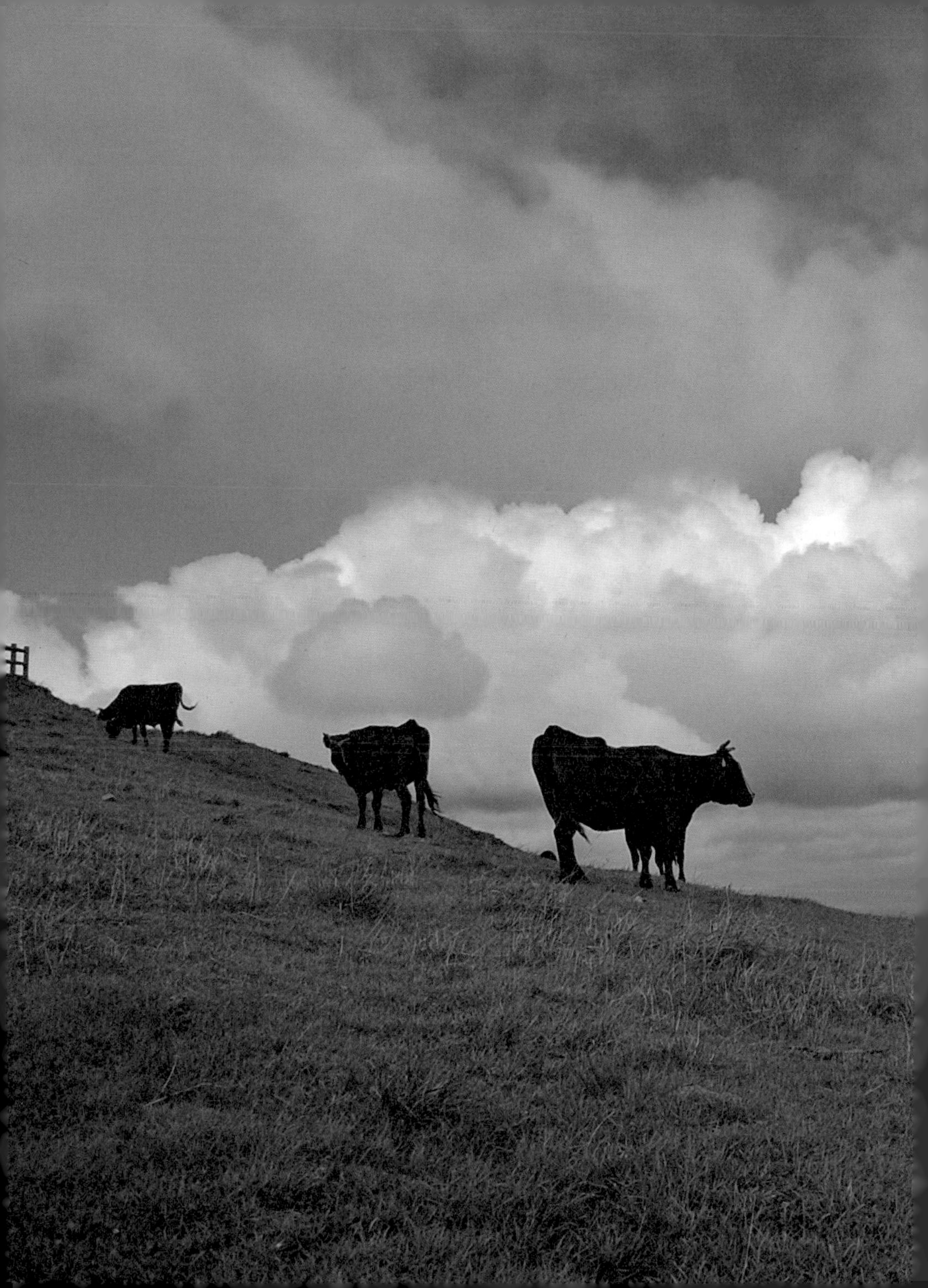

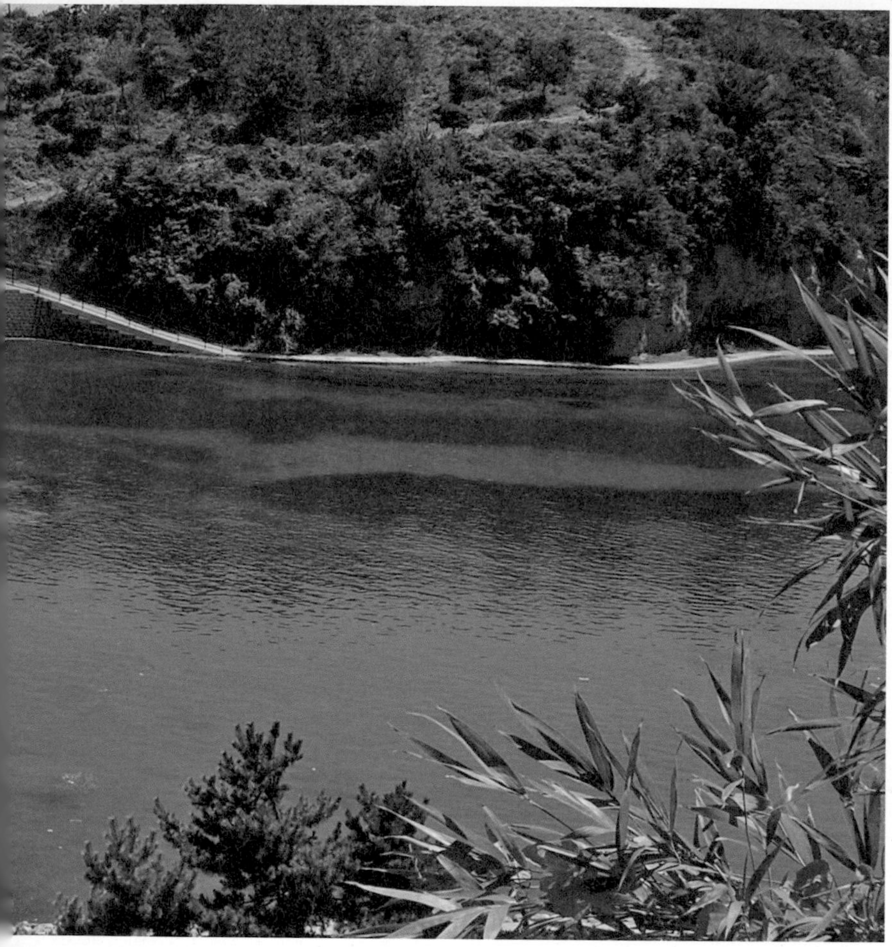

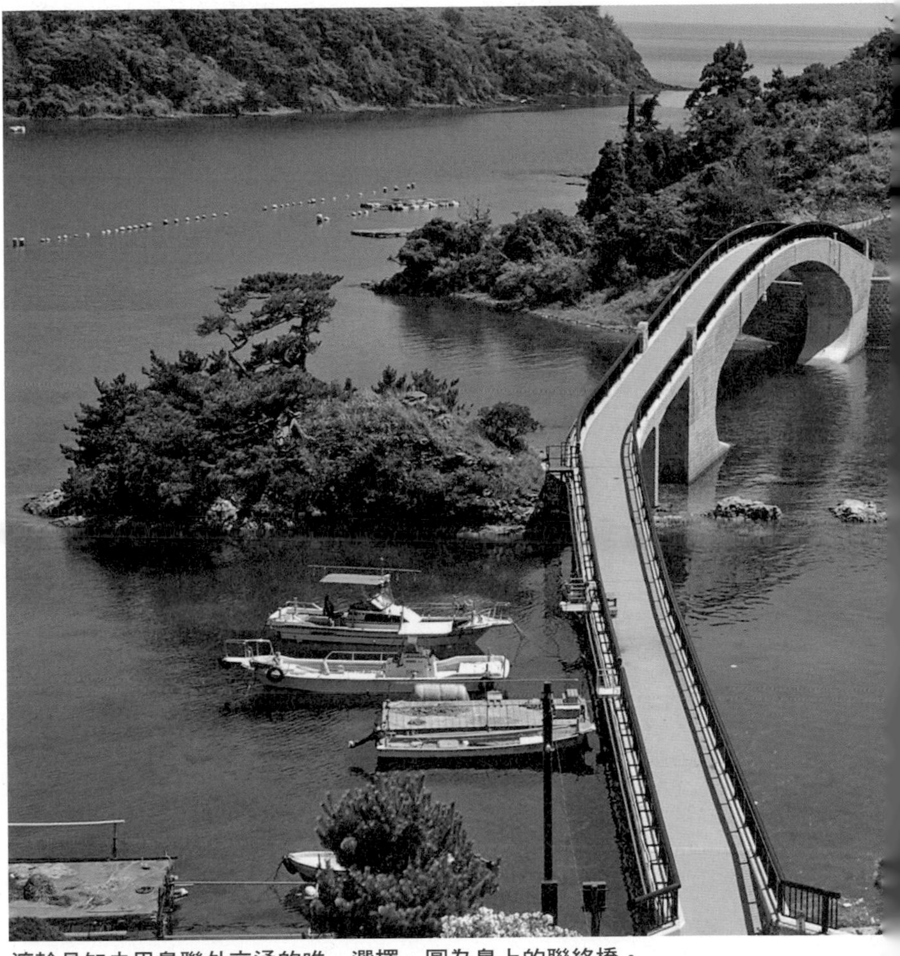

渡輪是知夫里島聯外交通的唯一選擇，圖為島上的聯絡橋。

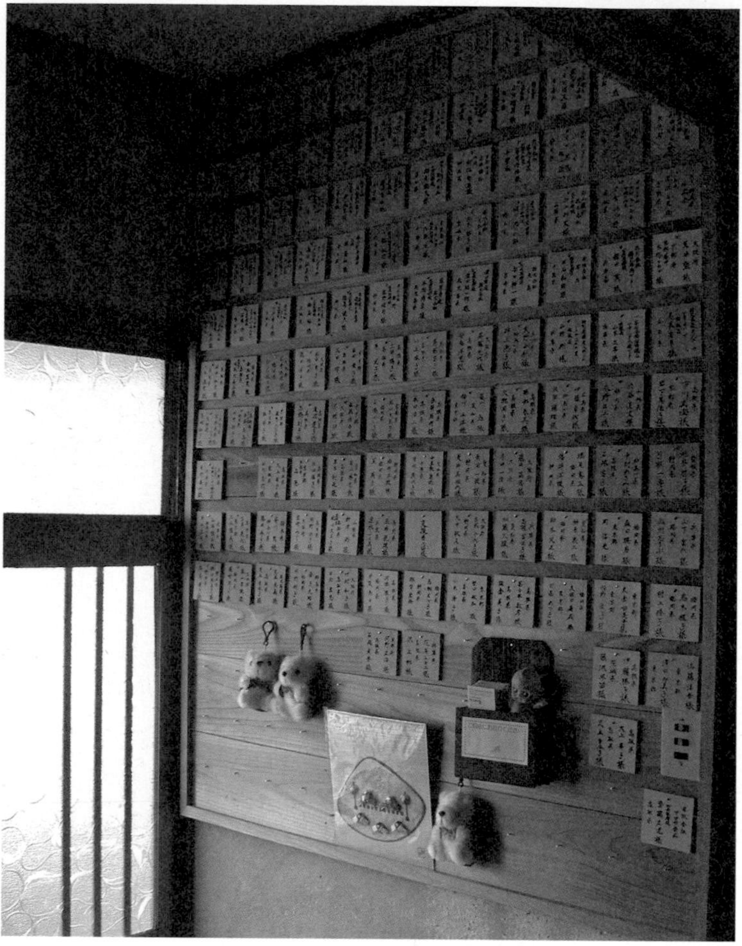

平安之家的玄關側牆，記錄著來自各界的善意援助。

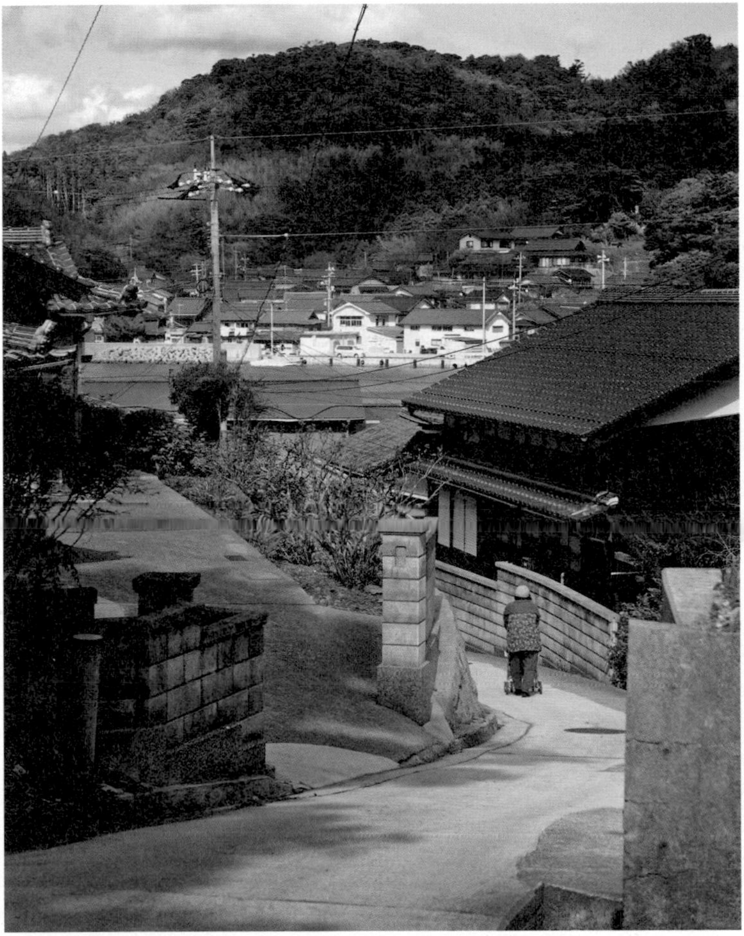

（國森康弘－攝）

島上居民僅七百多人，保存著漁村小島的純樸與天然。

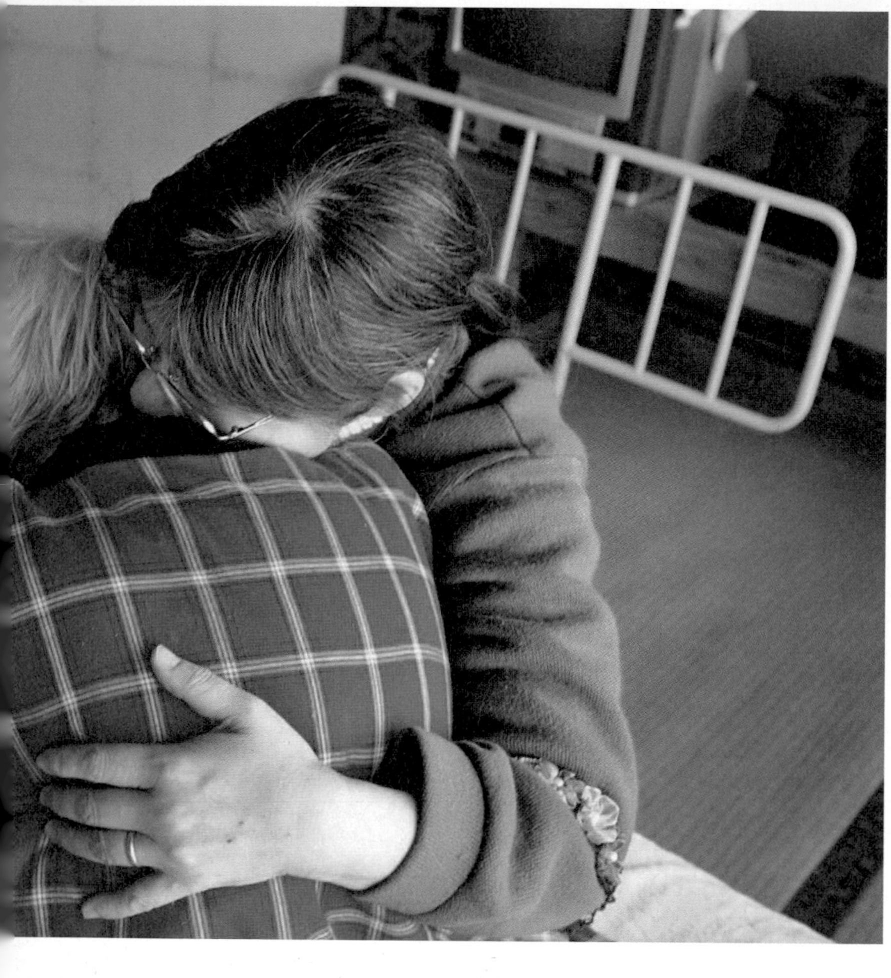

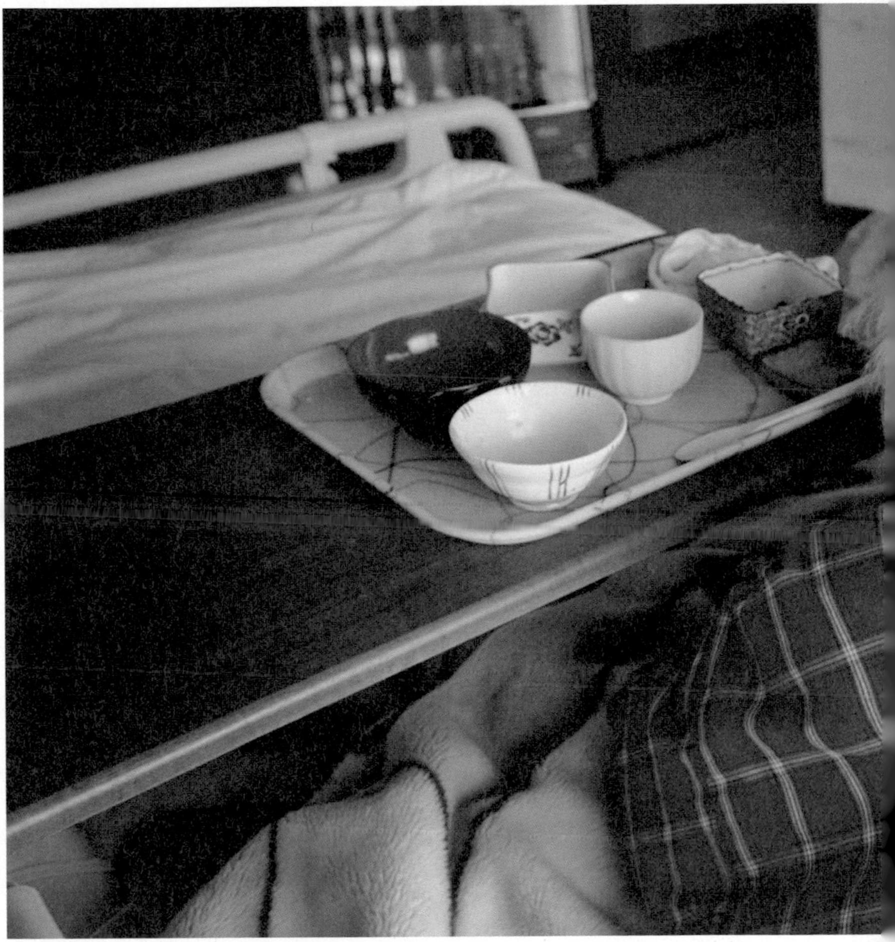

（國森康弘／攝）

用擁抱與感恩之心，陪伴平安之家的幸齡者。

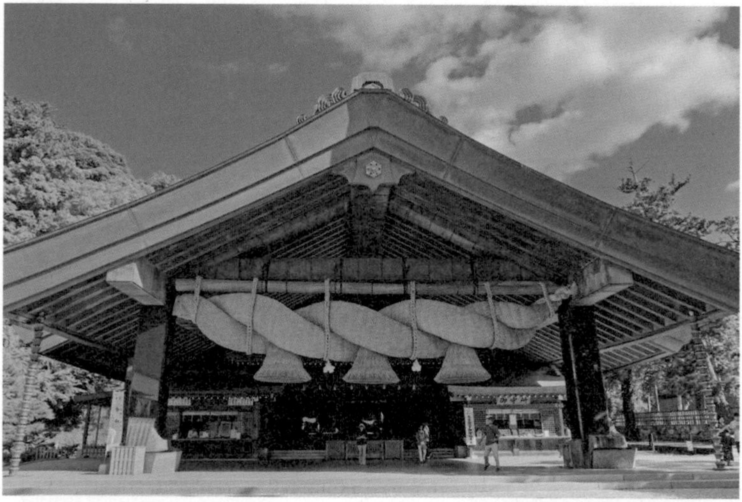

（Ken Chuang｜攝）

島根縣古老的聖地——出雲大社

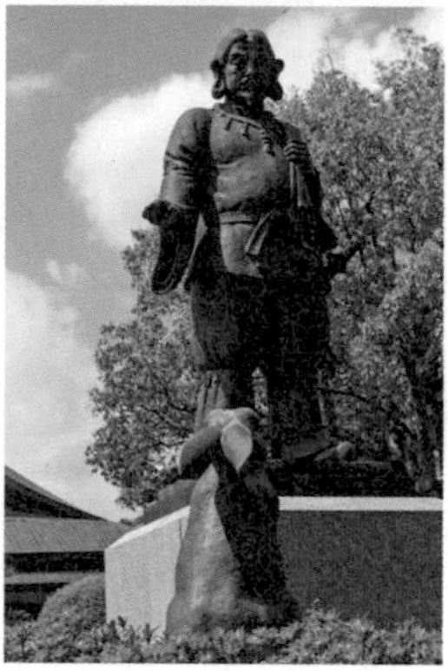

（Ken Chuang｜攝）

出雲大社奉祀的大國主與神話白兔

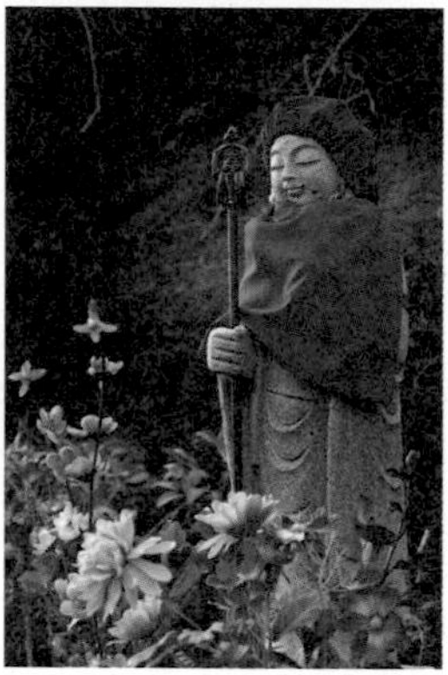

（國森康弘｜攝）

知夫里島居民虔信的地藏菩薩

一個人
從天涯海角
出發

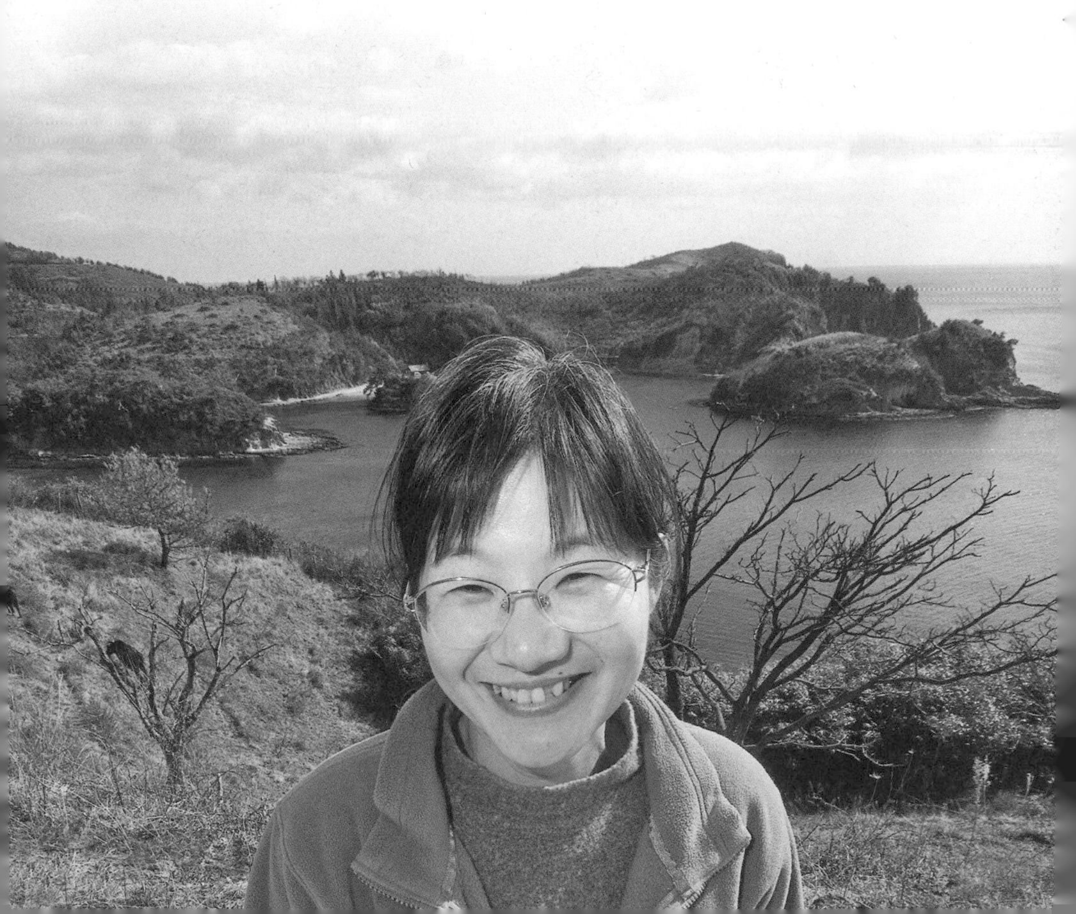

中文版自序

為愛而活，人之道也

去學校演講時，我總以一個問題開場：死亡是可怕的事嗎？

學生們幾乎異口同聲地答「是」。這是因為他們從沒機會學習死亡吧？

這說明了日本自古以來關於死的生活文化，沒能傳給年輕一代。所有人原本都是嬰兒，哇哇落地，從光中誕生，最後再回歸光中。

人們以為死後一切消失，但其實只是不再有以前可見的肉體形態而已。

健康的年輕人容易誤以為死亡很遙遠，與自己毫不相干，但其實生死一直同在。

被譽為「生死學大師」的美國精神病醫生伊莉莎白・庫伯勒・羅斯（Elisabeth Kübler-Ross）說，人在面對死亡時，會經歷五個階段的心理變化：第一階段「否認」，懷疑、無法接受，然後隔絕與他人的關係；第二階段「憤怒」，抱怨命運不公平；第三階段「懇求」，例如提出交易，求神佛再多給些時間；第四階段「沮喪」，當意識到交易不成、無能為力，便陷入抑鬱，病情惡化；第五階段「接受」，坦然開放，專注內心，安詳迎接最後時刻。

我也有過類似體驗。

當第三次被告知罹癌，且已無法治療時，內心一片茫然。一邊想著「這不是我的檢查結果」，一邊走向停車場，但已無力發動汽車，就在車裡呆坐了四個多小時，淚流不止。就這樣哭了好一陣後，才慢慢面對現實。

第一次罹癌時，我曾接受手術，但副作用及後遺症嚴重，因此我不想再做手術，也不想再去醫院，只接受半年回診一次。結果病情惡化了，身體衰弱得站不起來，但仍在同事幫助下，勉強繼續宣導善終守護的演講。說來奇怪，一談到善終守護，我總立刻變得堅強。

疼痛稍緩時，腦子裡卻閃過這樣的念頭：「就如此默默死去，不也很好？」我已按志願展開人生，跨越了好幾道峻嶺深谷走到這裡，算是聊可自慰了，唯一還有一個遺憾，那就是和老友榎木孝明先生（演員）的約定還沒履行。

多年前，我們就想合作一部以臨終關懷為主題的電影，兩人都充滿了使命感，曾討論到廢寢忘食。我想傳達給大眾，死是生的一部份，陪伴在身邊是重視臨終者個人尊嚴的表示，但臨終關懷也不只是陪伴最後時刻而已，那是將「生命接力棒」傳遞下去的寶貴時機。

在眾人支持下，我們終於完成這部電影，二〇一九年九月開始在日本上映，同時也在全國各地辦電影發表會。當然，本片主角正是榎木先生。

本書寫的是，我隻身搬到島根縣外海離島草創「平安之家」的故事，也是這部電影的原始素材之一。我想透過與島民的日常對話來介紹善終守護志業，以及為這一志業奠定基礎的地方。

「平安之家」成立於二〇〇二年，我曾是島上唯一一個善終守護師，而今全日本善終守護師已有一千三百四十名，兩年後將達三千人，希望人數不斷增加。（詳見p.29圖）

投入照護工作之前，我在日本麥當勞工作了十六年。剛進公司時，我擔任社長秘書，後來被提拔為店長。雖然看起來好像滿厲害，但那只是「狐假虎威」，其實不過是個自以為是的二十多歲年輕人，態度不知不覺囂張傲慢起來，不經意間甚至直呼前輩部長的姓名。

為警誡自己，我申請到店鋪現場工作。我以不服輸的幹勁，拚命努力創造漂亮的業績，生活也悄悄發生翻天覆地的變化。我瘋狂工作到乾脆住在店裡，過起了幾乎沒有私生活的日子，收入暴漲，接連買車又買房。

然而，這種扭曲的生活很快就令我身心俱疲，也破壞了家庭生活。有一天，我把孩子送到保育園後，直接回家吞下大量安眠藥……。

撿回一命出院後，一切都變了。我辭了工作，和丈夫離婚，放棄孩子和金錢，獨自一人從零開始，借錢開了一家餐館。

期間偶然看到電視報導諾貝爾和平獎得主德蕾莎修女創辦「垂死之家」，為貧苦無依的臨終者提供善終守護，我深受震撼。

三年後，無意中聽到德蕾莎修女說的一句話：「為愛而活，人之道也。」突然深深警醒：一味追求速度和效率，心變得支離破碎，這樣活著真的好嗎？

我彷彿聽到一個聲音，如此對我聲聲扣問。

從此，「為愛而活，人之道也。」這句話一直在耳邊縈繞，最後乾脆關閉餐廳，再度歸零去學習老人照護。居家照護員要去病患家裡提供飲食，還包括協助排泄、沐浴、打掃、洗衣、採購等工作，做滿五年就能參加護理師資格考試。

此外，我還去養老院打工。那些高級養老院舒適便利又豪華，然而很殘酷的事實是，老人一旦生病，一樣被直送醫院等死。

就在我開始認真考慮為病患提供居家善終守護時，正好聽說島根縣一個離島正招募照護員，島上沒醫院，島民幾乎都是在自家過世，於是毅然前往應徵，然後就搬到島上租屋居住。

這座小島位於隱岐群島南端，總人口數只有七百七十人，島上無完善的醫院，只有一個醫生守著小診所。路上沒紅綠燈，牛比人優先通行。前往內地（島根半島）唯一的交通工具是一天寥寥幾班的渡輪。

當然，也沒有二十四小時營業的便利商店。和城市相比，生活極其不便。

島上居民全是老人，能工作的年輕人幾乎都走了，但海天湛藍、風光明媚，自古代代相承的生活風俗也被完整保留著，真是一座自然與人文的大寶庫。

創設平安之家的艱辛非三言兩語所能道盡，期間又發生許多事，包括我癌症復發，最後在衡量各種現實因素和善終守護志業長遠的發展下，我選擇將平安之家工作告一段落，從小島「畢業」，重新在內地本土岡山建立日本善終守護師協會總部。

無論如何，我仍深深懷念在小島上的日子，感謝與平安之家所有相關的人和所有的事情，是他們點點滴滴修正我的方向，指引我一步步走到這裡。

本想把每個幫助過我的人一一列出，但顧慮到可能給人增添麻煩，只好姑隱其名。

此外，為保護個人隱私，文中人名都是化名。

多年來，我每天早上四點起床就默想：「為愛而活，人之道也。」如今每當生活發生變故困難，這句祈禱便自然在耳邊迴響，宛如是召喚我不斷朝夢想前進的鼓聲了。

二〇二一年春天・於岡山

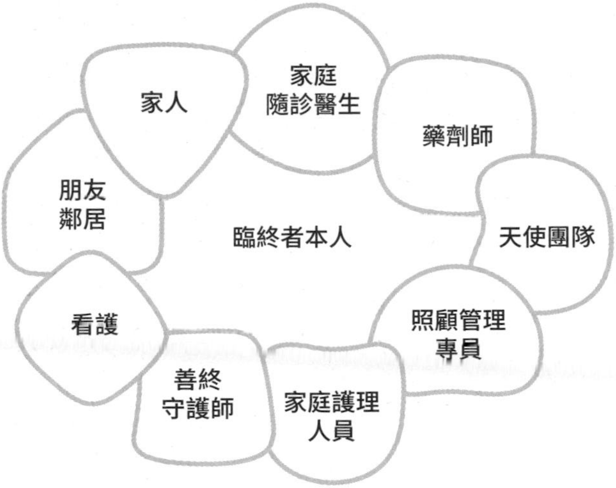

「善終守護師」：

在入殮前，為臨終者策劃一個幸福的餘生。

具體作法是與本人商量後，決定要在哪處、用何種方式度過餘生，以及有關葬禮和墓地等事宜。在充分使用醫療保險、介護保險的基礎上給予支援。

「天使團隊」：

提供善終守護師支援，無償為臨終者提供照顧關懷的義工。

主要工作僅僅就是陪伴在臨終者身邊，維護臨終者的尊嚴，關懷照料他們。

目錄

第三章

生活——

第四章

生死一本是一體，同樣尊貴

譯者後記　◎樂美

第一章

歸零

絕路的盡頭 新生的起點

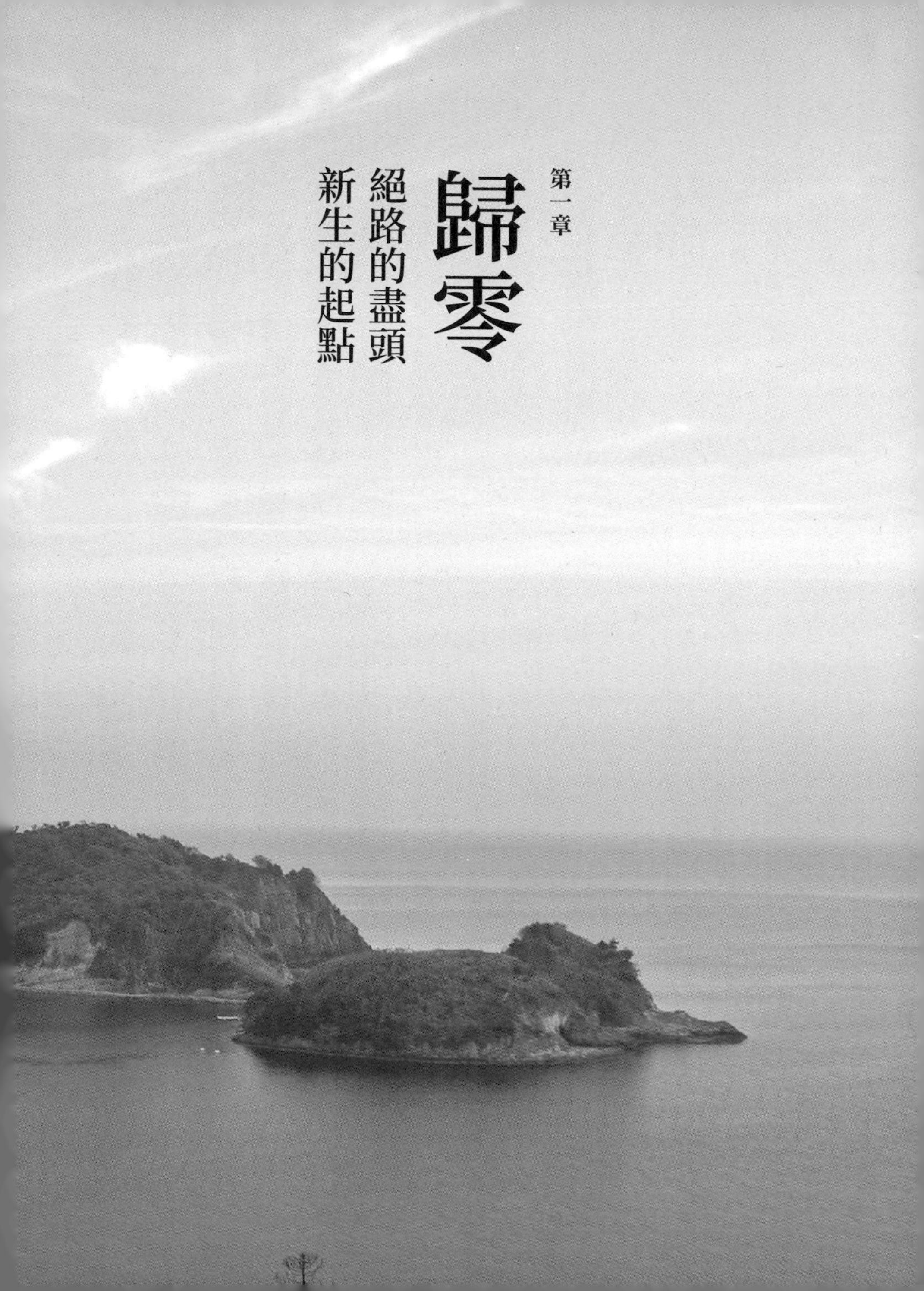

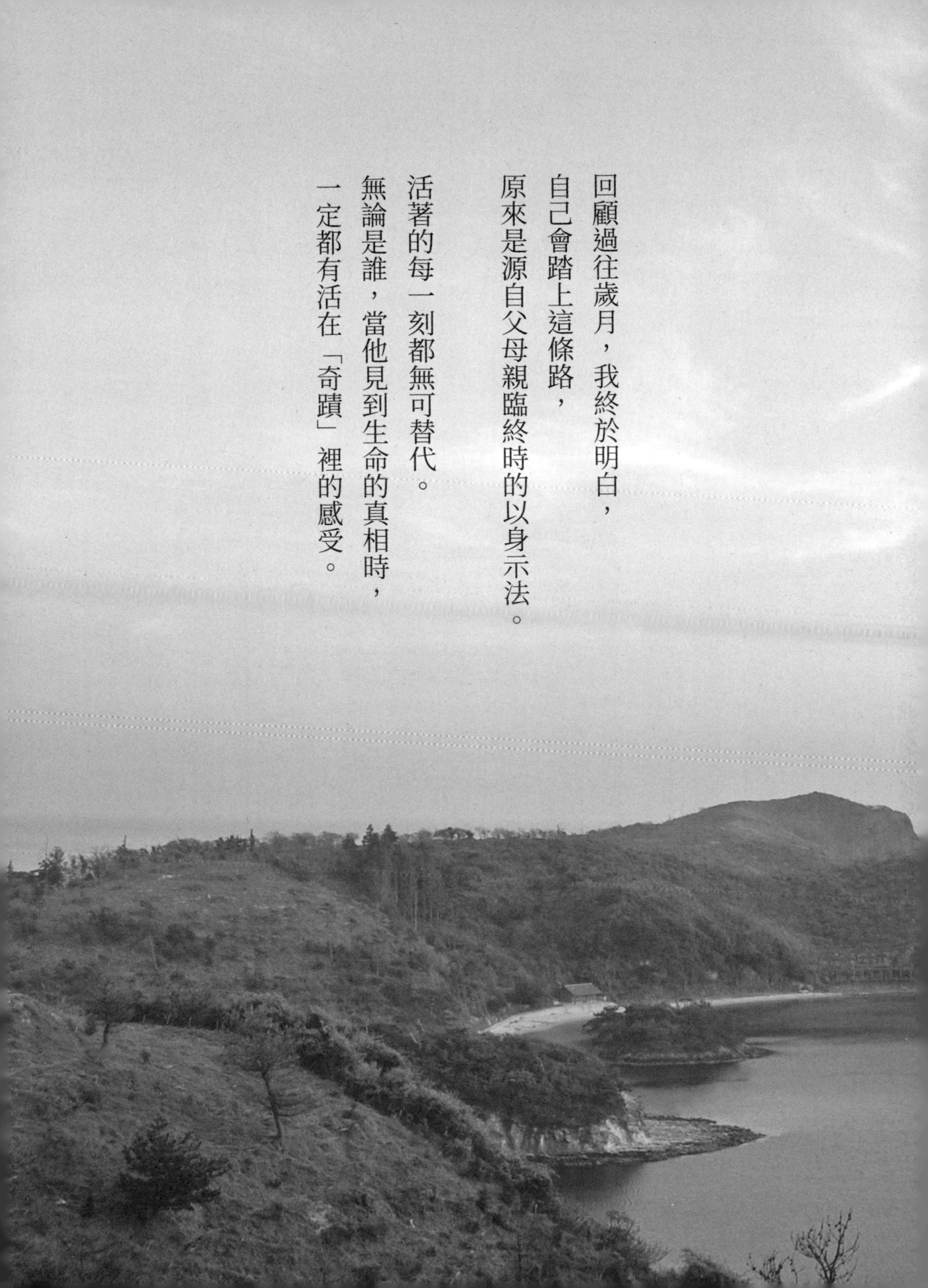

回顧過往歲月，我終於明白，
自己會踏上這條路，
原來是源自父母親臨終時的以身示法。

活著的每一刻都無可替代。
無論是誰，當他見到生命的真相時，
一定都有活在「奇蹟」裡的感受。

悲慘的養老院臨終現場

在福岡養老院工作時，我屢遭悲慘現實的打擊。

和子女士／連「吃」的小樂趣都被剝奪

最讓我難忘的是當時七十三歲的田崎和子女士。

和子女士是養老院裡最嚴重的身障者，她全身麻痺，無法動彈，無時無刻都需人照護。

「早安，今天也是好天氣。我們來用餐吧，我是柴田。」和子女士努力發出微弱的聲音：「柴……田……女士……」。

因為聽不清楚，我都是觀察她的嘴型辨別意思。她嘴角露出淺淺笑容，我把她抱到輪椅上，用溫毛巾擦臉，再用湯匙餵她吃加了洋菜或明膠製成的果凍狀食物。

「好吃嗎？」和子女士聽了再次淺淺一笑，喜悅在臉上蔓延開來。即使無法對話，只要待在和子女士身旁，我的心裡就有一種無法言喻的安寧。

每星期兩次的沐浴，也是和子女士最期待的時間。當她白皙緊緻的肌膚在浴缸裡泡成粉紅色時，我稱讚她的肌膚比我還美，和子女士會露出滿面笑容。但這美麗的軀體該有多麼令她感到焦躁不安啊？好幾次我幫她換尿布或翻身時，都看到她在哭泣。這時，我只能擦乾她的眼淚，輕輕地抱著她。

和子女士後來連果凍狀食物也無法吞嚥，在未徵得本人與家屬同意下，養老院就將和子女士送進醫院。若「平安之家」的幸齡者（編按：作者對高齡長者的稱呼。）遇到類似處境，我們絕不會直接把他們送醫，除參考醫生的診斷意見，還需和家人及全體工作人員一起討論，才能為幸齡者選定迎接人生最後時刻的理想方式。

例如，身體有嚴重障礙又不能說話的幸齡者，若像和子女士已衰弱到無法進食，一旦住院一定會用點滴取代進食，有時還會遭受過度醫療行為，強行用藥。如果連「吃」這唯一的小樂趣都被剝奪，只靠延命治療活下去，真的是幸福的事嗎？

在「平安之家」，臨終者大多選擇平靜地死去，而非延命。工作人員和臨終者家屬陪伴在身邊，一起回憶過去，並撫摸他們的身體，迎接最後時刻的到來。但住在養老院的和子女士沒有這樣的選擇。

休假日我去探望和子女士，她獨自一人躺在病床上，渾身插滿管子，靠一堆維生設備保持生理跡象，我忍不住走過去握住她的手。因為打點滴，她的手整個腫起來。

「請一定要堅持住！」我好不容易擠出一句話，和子女士則流下了淚水。

幾天後再去探望，遇上她的病情突然惡化，醫生把我和家屬趕出病房。待在走廊上等待的時間特別漫長，雖然實際上可能只有幾分鐘。病房裡，醫生在進行心肺復甦術，最終和子女士在沒家人陪伴的病房裡，獨自離開了這個世界。

為什麼在臨終瞬間，不讓家人或好友陪伴身旁，卻要在醫院病房裡度過？那可是神佛賜予的寶貴時間啊！

醫院是治病的地方，能慰藉病人心靈的卻是家人朋友，現在該把這個寶貴時間還給病人親友了。

洋平先生／保有最後尊嚴該有多難

住養老院的幸齡者，最難過的莫過於被人遺忘。

在福岡養老院服務時，曾發生一件事。那時是午餐時間，工作人員必須在短時間內將一百五十位幸齡者帶到餐廳去，他們可自行用餐，但大多坐在輪椅上。養老院裡的老人家一天中唯一感到開心的時刻就是用餐時間，但現在卻難得看到他們臉上的笑容，大家不聊天，只是默默低著頭吃飯，在場的人應該不只有我對這副景象感到怪異。雖有幾位工作人員像監獄守衛般不斷來回巡視整個餐廳，但若有幸齡者沒出現，也無法立刻察知。

當時我把六位坐輪椅的幸齡者一一推進電梯，帶他們前往餐廳，並和往常一樣把他們安置到用餐的座位上，再把飯菜放好請他們用餐。這時其他的餐桌也紛紛擺好了飯菜，裝午飯的餐車一輛一輛空了，到最後卻發現多了一份飯菜，那份是當時九十二歲的園田洋平先生的，但我剛才明明已把園田先生推進電梯一起來到餐廳了……，念頭一轉，我急忙跑向廁所。

「洋平先生，您還好嗎？」

「幸虧妳來了，這我真不知該怎麼辦？」一臉不知所措的洋平先生抬頭看著我，他的外褲、內褲、雙手、雙腳到處都沾滿糞便。看樣子他當時肚子不舒服，想從輪椅移坐馬桶，結果沒坐穩，一屁股摔在地上，想按呼叫鈴卻搆不著。

「沒關係沒關係，飯前讓肚子清空一下也好！」我邊說邊把洋平先生抱上輪椅，迅速為他沖洗更衣。過程中，洋平先生流著淚不停地道謝。

洋平先生以前是位警察，因成功偵破許多案件而有「神警」封號。某天，他突因腦梗塞暈倒，手術治療後，行動和語言出現障礙，不久後被家人送進養老院。

剛開始，只要來探望的家人一離開，洋平先生就會坐在輪椅上大吵大鬧，若把輪椅收起來，他就滿地到處亂爬，嚷著要回家。每次看他那樣，都覺得很揪心難過。

養老院的生活彷彿將過去的輝煌歲月一筆勾銷，一個連話都說不清的人，要維持尊嚴活下去該有多難！

或許洋平先生的家人能理解他的辛勞和榮耀，但作為一百五十多位入院者中的一員，我們無從得知他的歷史。可能正因如此，幸齡者才特別想念家人吧？

我再次體認到，有認同自己的家人存在有多重要，哪怕不說話也好。擁有懂得感恩自己過去付出的家人，意義重大。

洋平先生後來慢慢適應了養老院的生活。一天，我收到洋平先生送給我的一個彩色小球玩具，那是他懷著感激之心做給我的。看洋平先生漸漸平靜，我無比高興。

當一個人接受不完美的現狀，並開始認真面對，就可以活得幸福，這是我從洋平先生身上學到的。

我所尊敬的德蕾莎修女說過一句話：

「對神靈和其他人表達感謝最好的方法，就是愉快地接受一切。」

辰夫先生／從求死不能到接受現實

三原辰夫先生也是另一個我難以忘懷的人。他因事故損傷脊髓，無法站立也不能行走，連手指都動彈不得，輪椅也無法自行操作，就這樣生活了二十多年。辰夫先生是重度身障者，外出必須有兩名看護陪同。

但是當我在福岡演講時，他一定會來看我。看著辰夫先生克服萬難，保持煥發精神，我不由得肅然起敬。「自己能做的事自己做，需要人幫助時心懷感激地接受！」脊髓損傷後、多次徘徊死亡邊緣的辰夫先生說這句話，給周圍的人帶來莫大的勇氣。

辰夫先生當然也有自怨自艾的時候，他曾在住院時很氣自己連想死都死不成，但當下定決心接受自己時，他看見了微弱的希望之光。他想至少要向照顧自己的人表達感謝之意，這個念頭改變了他的人生。辰夫先生把工具牢牢固定在自己的頭上，擺動腦袋用打字機打字，此時他已七十歲，真是活到老學到老。

每次收到辰夫先生的來信，眼前就會浮現他擺動腦袋一字一字打出來的情形，他要花費好幾天的時間才能打完這封信吧？

生命的力量源於愉快地接受一切，並懂得感恩——我一邊懷念洋平先生和辰夫先生，一邊細心領會德蕾莎修女的話。

發現這不是我有能力陪伴的死亡

在福岡養老院時我就知道，老人其實並不願意在最後時刻被強行送醫，離開習慣的住所。

理想和現實的差距太大，當我發現「這不是我有能力陪伴的死亡」時，我注意到隱岐郡知夫里島上的知夫村。

知夫里島和我的故鄉同在島根縣，都是一島一村，面積十三點六八平方公里，相當於東京的墨田區。

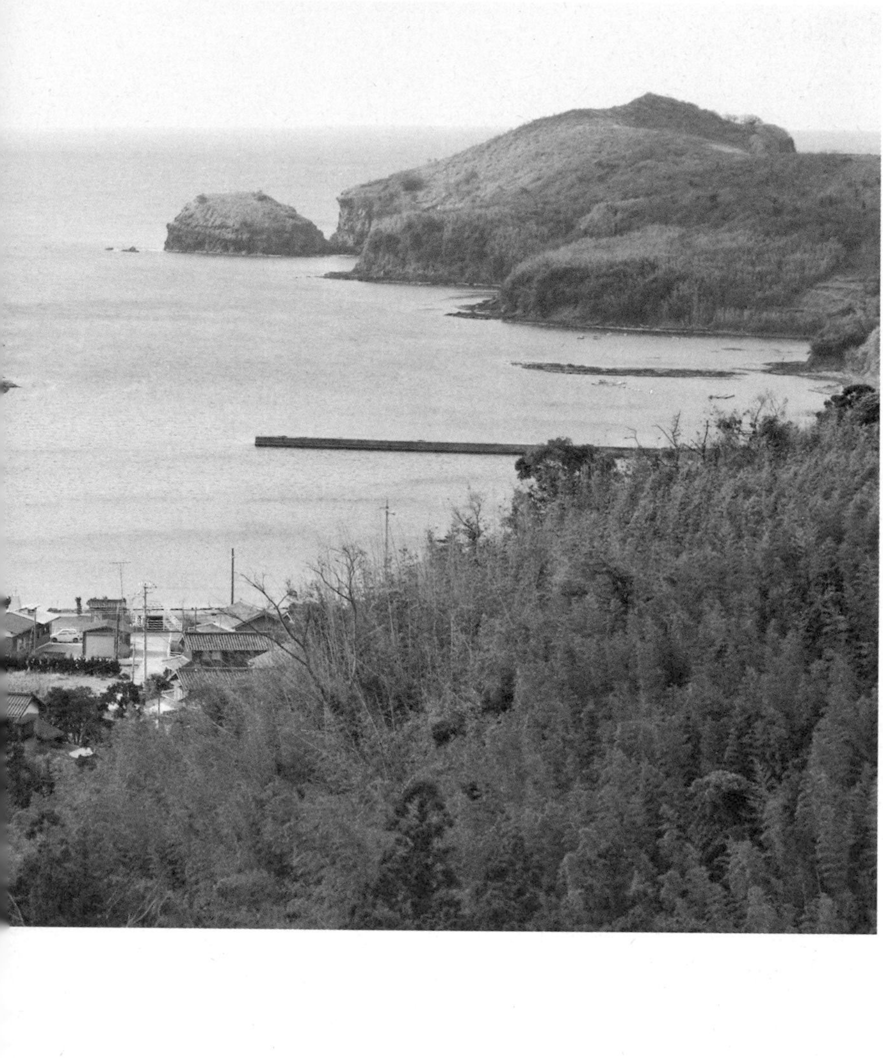

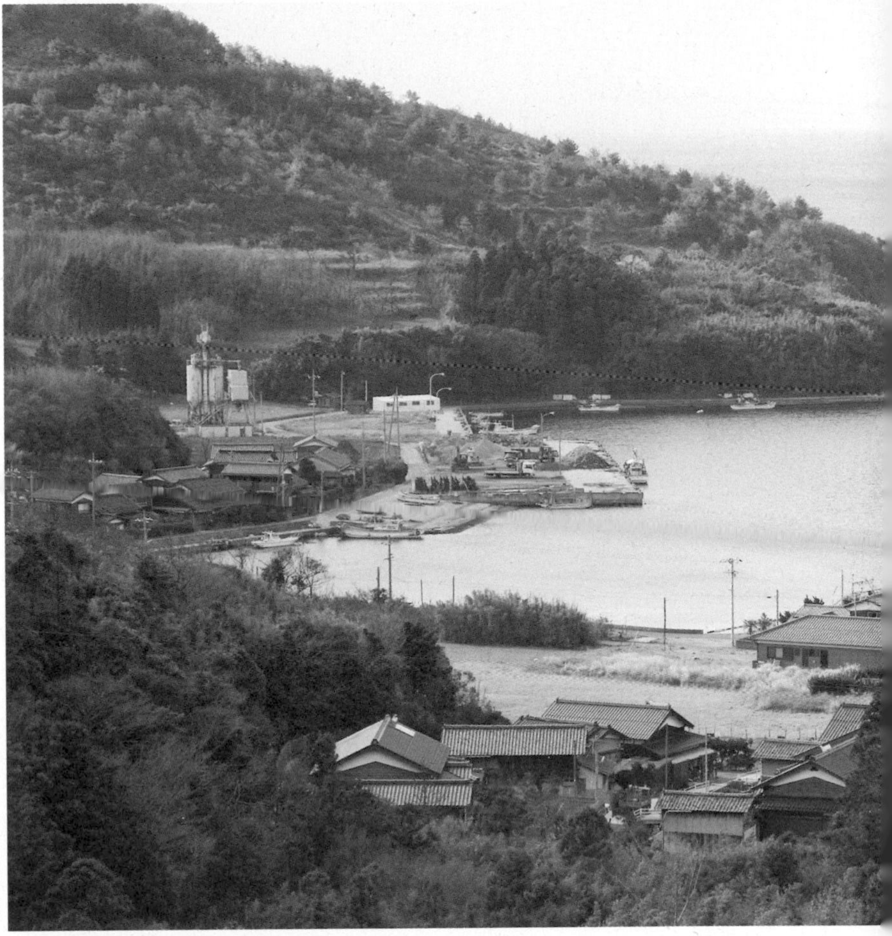

（竹林尚哉－攝）

知夫里島是隱岐群島中最小的有人島，
從島上最高的赤禿山上眺望，灣岬美景盡收眼底。

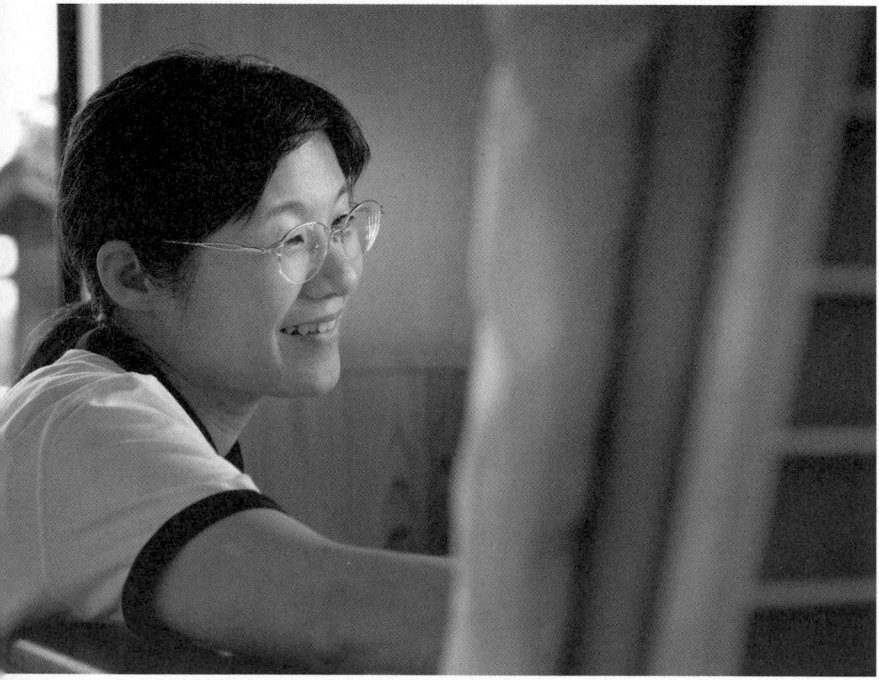

（國森康弘－攝）

憑著一股對善終守護的決心與熱情，
柴田久美子隻身一人來到偏遠的知夫里島。

向厚生勞動省諮詢後得知，島上人口約七百七十人，雖然只是島根半島外海上的一個小島，卻是全國在家死亡率非常高的地區，高達百分之七十五。

「我們現在正在招募居家看護。」聽到工作人員這句話，我辭去了福岡養老院的工作，立刻準備前往知夫里島公共職業安定所（就業服務處）。

那裡我人生地不熟，自然不免擔心，但想到能到新天地開創一番志業，心下莫名鼓舞。

金先生／他一把抱住我說，拜託救救我

島上的居家看護讓老人過著有尊嚴的平常生活，是一個新的嘗試，只是當幸齡者一有重度身心障礙、特殊護理需求時，還是會被送往內地的老人福利機構或醫療單位，這點令人遺憾又無可奈何。

某個星期天中午，我和一名值班的男同事在島上社福機構協助老人用餐。當時已經九十九歲的古川金先生將被孫子帶回內地去，我去幫忙收拾行李。才一走進他的房間，金先生就一把抱住我的腿說：「我要留在島上，哪裡都不想去，拜託了，柴田女士救救我呀！」

在人前好強、從不掉淚的金先生放聲大哭，我好不容易掙脫出來，把現場交給男同事處理，自己卻躲進廁所裡哭。最終，金先生還是在漫天飛雪中，被迫搭乘渡輪離島而去。

里子女士／無法自理生活時，只能哭著被送走

「如果可以，我想在島上迎接最後時刻」——就連在知夫里島，也有些幸齡者無法實現這個小小心願。我在島上擔任居家看護四處奔走時，就曾多次感到無能為力。

當時九十三歲、一人獨居的近藤里子女士，因身體退化造成食慾

不振，漸漸喪失吞嚥能力。里子女士五十八歲的長子擔心母親連續四天未進食，把家人留在內地，自己趕回島上。

雖說孝順父母理所當然，但一個男人長時間做不擅長的護理工作，還得面對母親即將過世，內心又何嘗輕鬆？每每想到此，就不禁為他們祈禱。

里子女士這幾年反覆進出醫院，對她來說一定是很痛苦的經歷。每次我去看她，她都竭盡全力擠出同一句話：「我不要去醫院，不要打點滴……。」

出院後兩週，里子女士瘦到只剩皮包骨，診所醫生上門檢查後，問她的兒子：「您希望她住院嗎？」以前遇到這個問題總是沉默以對的兒子，這次一反常態地說：「不要再送她去醫院了，待在這裡就好。」

里子女士呆滯的眼睛濕潤了，當時在場的我也忍不住熱淚盈眶，緊緊握住里子女士的手。

就像放下懸著的心似的，里子女士安詳地睡著了。我把她的手輕輕放下，和她兒子討論如何讓里子女士完成「死」這項「人生最後的課題」。據說人在迎接臨終時刻時，會寬恕一生無法原諒的人，接受一切痛苦和悲傷，並被引導至神佛（亦即「原諒」）處。我們希望里子女士能安心地離開這個世界。

我們從身邊能做的事開始，首先停打點滴，將里子女士喜歡吃的東西做成流質食物，花時間用湯匙一口一口慢慢餵，每次見她咕嚕喝下一口，都很高興。

因為她想看海，還更動床鋪位置，讓她白天可眺望大海美麗的波光粼粼。僅僅是靜靜地看海，也讓里子女士、她兒子，甚至是我，都得到很大的慰藉，不需任何語言。

兒子來照顧已快一週了，里子女士最後還有一個未竟的願望，就是和遠在他鄉的女兒見一面，她已經很久沒見到女兒了。兒子立刻聯繫，敲定了母女相見之事，里子女士顯得很高興，但她兒子卻感到不安：「柴田女士，我母親完成願望後，會不會就……？」

「不會，對女兒的思念會變成活下去的力量，不要緊！」我回答說。

和女兒再次相見抱頭痛哭後，里子女士的表情變得像菩薩般柔和。在和女兒共同度過的十天裡，她一定非常高興，不但體力恢復速度驚人，也可以吃本來無法吞嚥的泥狀食物了，而且食量一天天增加。這正是愛的力量發揮作用的結果，是神佛賦予的無窮能量，超越了醫學理論。

諷刺的是，恢復元氣的里子女士最終卻還是得離開故鄉，因為兒子無法繼續這樣照顧母親，必須把她送進鄰島的公立養老院。

可惜知夫里島沒有養老院，雖曾有人為建造養老院奔走，但終因各種問題沒能實現。因此幸齡者若臥床不起，無法自理生活時，就只能哭著被送離開。

里子女士要離開那天，想到或許再也無法在島上相見，我們心裡都感到失落。我陪著臥床的里子女士一起坐車到港口，在搖晃的車廂內，里子女士緊握著我的手說：「柴田女士，跟我一起到養老院吧，我請求養老院允許你過去工作好嗎？我們一起去吧……。」淚水從里子女士的眼眶裡滾落。

「對不起，真的對不起！」束手無策又傷心的我，除了重複這句話，不知還能說什麼，就連本來想說的話也忘了。

回歸善終守護的原點

在知夫里島，我又再一次感受到老人被迫離開自己的故鄉、渡海到內地和孩子一起生活的悲哀。

我希望幫助幸齡者實現在島上逝去的願望，就像德蕾莎修女一樣成立一個護理之家，規模不用大。所以我辭去了知夫村社福單位的居家看護工作，於平成十四年（二〇〇二）五月創立了「平安之家」。

這一切源於我父親之死。

最初的死亡經驗

上小學時，父親就因癌症病倒了。雖然去了醫院，但因無法手術，很快被送回家。每天他都用微笑迎接前來打嗎啡的護士，這讓年幼的我根本意識不到他病得那麼重。

父親生病前，在島根縣出雲從事農業工作，整天待在葡萄園裡，被太陽曬得黝黑。為了戒煙，他的口袋裡總放著糖果，只要我從學校回來，他就會餵我吃糖。父親不喜歡吵鬧，每逢我們兄妹吵架，他總會說：「生氣時，先靜默三分鐘再說話。」

母親沒告訴父親罹癌的事，一直以溫柔笑臉對他，但我好幾次看見母親暗自哭泣，那時我還不懂母親悲從何來。直到父親臨終前，我都不知道父親生了重病，而父親也未曾叫過苦。

父親臨終前，大家圍繞床邊。父親用清晰的語調向照顧他的醫生和護士致謝：「承蒙照顧，非常感謝！」然後又向母親、姐姐和哥哥道謝，最後握著身為么女的我的手說了句「謝謝你，小久」，就靜靜地閉上了眼睛。

看著父親從此不再睜開的眼睛，我感到一種無法言語、不可思議的感動——人的死亡原來是如此美的一件事！與此同時，也感受到一股從未有過的深切悲傷，我整整哭了兩天兩夜，好像要把一輩子的眼淚流光。

當時出雲地區流行土葬，我至今記得，當時太過悲傷無法在父親棺木上撒土而被人催促的窘迫情景。然而，正是父親平靜安詳的死，引導我走上了現在的道路。

在福岡養老院工作時，我希望照顧那些幸齡者，讓他們如同父親那般安詳善終，但這裡的老人家一旦進入臨終，就會被強行送醫，就算去醫院探望，只能看到他們全身插滿管子，被維生設備包圍的樣子。

身在空無一人的病房裡，他們即使發出聲音也是枉然，更何況有些人因插管連聲音都發不出來。每個人的手都是腫脹的，為防止他們拔掉點滴針管，還把他們綁在病床上，動彈不得。昨天還一起唱歌、用餐的老人，如今彷彿變成另一個人。

「不要緊，大家都在等您回去呢！」聽到我這麼說，老人們重重地點頭，同時流下淚來。

「快帶我離開這裡，就是死也願意……。帶我回養老院吧，拜託了，救救我！」他們一邊哀求，一邊緊握我的手不放。

苦悶再次籠罩了我的生活，不知不覺我病倒了。為了治療脖子上的腫瘤，我回內地看醫生。面對茫然失落的我，醫生要我馬上動手術。手術結束後，我從全身麻醉中醒來，心裡突然冒出一個不安的念頭：

要是手術後遺症讓我喪失語言能力，那我尚未完成的志業怎麼辦？沒有任何猶豫，我當下立即決定創建「平安之家」。

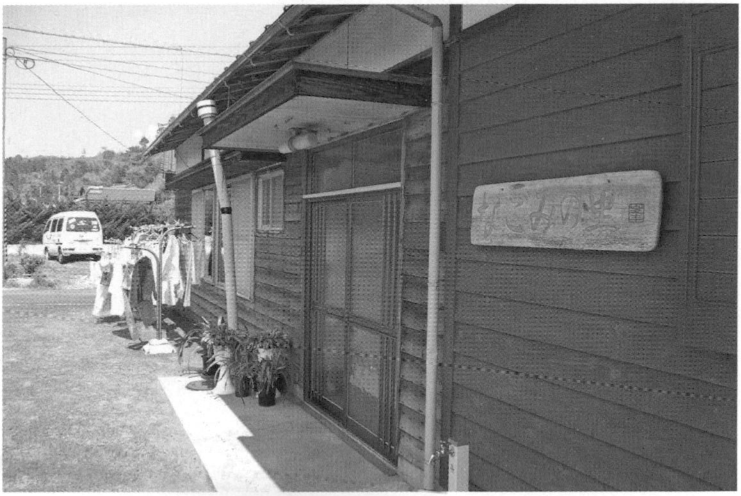

位於知夫里島海港邊的平安之家，由文化活動場館改建而成，
最初的空間只能容納三名幸齡者入住，後在各方協助下增建。

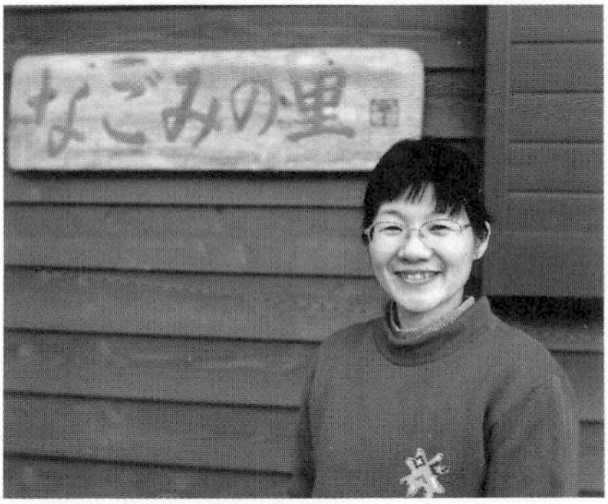

柴田久美子後方即平安之家的招牌

回想起來，先父是以親身為例，讓我明白「死並不痛苦」。這個銘刻在幼小心靈上的烙印，在我走過人生半百後，終於顯現出意義。如果沒有經歷過父親臨終那一刻，我就不會進入善終守護的世界，也不會像現在這樣，在知夫里島和幸齡者一起面對死亡。

一個人如果不能面對死亡，或者執著於生存，那他的心裡就絕不可能獲得真正的安寧。

取得島上NPO證書

幸運的是，當我回到島上時，社區的老舊集會所（文化活動場館）正被拍賣，彷彿等著我來接手經營。

這棟建築的窗戶面向大海，眼前的港口停泊著小漁船。我立刻著手進行修建工程，首先在鋪有十八張榻榻米的大廳裡放置三張床，可供三名幸齡者入住；為保留各自的私密空間，每張床四周用簾子隔開。

有人建議將大廳隔間，將來可變身為方便申請政府補助金的養老機構，但我思考的是，真的有必要把臥床不能動彈的幸齡者一個個關在單間裡，用厚厚的牆壁隔開嗎？平安之家的幸齡者只要「喂」一聲，就立刻有人過來關照，這才是真正的安心。呼叫電鈴固然是人性化的設備，但那些行動不便的臥床老人又有幾個能自己按鈴呢？

我拿到島根縣政府簽發的ＮＰＯ（特定非營利法人）認證證書，以前的同事、本身也是護士的松山美由紀女士也從福岡來到知夫里島，加入團隊，迎接幸齡者入住的準備工作總算完成。接下來，我和松山女士及義工們一起在島上四處奔走，分發「平安之家」的宣傳單。

「ＮＰＯ？這是什麼宗教團體吧？」、「為了成立公立養老院，我們全村人動起來，到現在都還沒有結果，妳一個人怎可能辦到，趁還沒虧損，趕緊停止吧！」這些說法開始在小島上此起彼落。

擁有越少就能付出越多

島民的反應很冷淡，但我卻一點也不著急，因為我已獲得許多善意的幫助和支持：有人送蔬菜、送魚來，還有人從島外寄來二十六箱茶葉。「一直守護幸齡者到最後一刻」是我的心願，也是這些支持者的心願，更是幸齡者的心願，因此我堅信，島上的人們總有一天會接受我。

期間，丈夫也來一起打拚，我們花光僅有的儲蓄，開設了「平安之家」，但卻沒人申請入住。當時丈夫因車禍留下後遺症，一直不能工作，只要聽說哪家醫院不錯，便立刻前往求醫，先後去過九州大學醫學部附屬病院、福岡大學醫院等，但結果都只讓他更加鬱悶。漸漸地，他對醫療失去信心。

後來，丈夫覺得幫不上忙，只能默默守在一旁，我能體會他的苦惱，但已無路可退。

「我再回內地去一趟醫院吧！」終於，有一天丈夫買了單程船票離開，表示不願成為我的累贅、增添我的負擔。

我非常難過。我們是患難夫妻，能體察彼此的心，無論相距多遠，一定能度過這次考驗！——儘管這麼想，但眼淚還是止不住，只能對著渡輪不停揮手。

住在村營住宅的我，積蓄已然見底，再也無力支付每個月三萬五千日元房租、公共區域維護管理費六千日元……。而且按規定，年收入需達兩百五十萬以上才能入住村營住宅，但我得就近住在平安之家附近，實在別無選擇。

此時向我伸出援手的是平安之家附近鄰居濱巖先生（當時七十八歲）。他把存放捕魚工具的自家倉庫騰出來給我住。那時正值島民對平安之家議論最為激烈之時，看著一臉驚喜的我，濱巖先生說：「活到這把年紀還能幫人，是件很高興的事啊！」雖然那倉庫已有五十年以上的歷史，我還是很高興，裝上一個半新的流理台，把舊榻榻米起居室裝上拉門，就可以入住了。我立即退掉村營住宅搬進去。

濱巖先生是漁夫，和太太兩個人一起生活。身形挺拔、膚色黝黑的他看起來既有威嚴又有活力，話雖不多，卻以實際行動表達對我的支持——他總是默默地把捕獲的魚和新鮮蔬菜放在平安之家門口。

有天，我收到一件禮物——德蕾莎修女的肖像照片。寄信人是千葉茂樹先生，他是電影導演，曾在印度為德蕾莎修女拍攝紀錄片。德蕾莎修女淺淺笑著，兩張照片我都很喜歡，一張掛在平安之家食堂裡，另一張則放在我的住處。這兩張照片一直給我很大的精神鼓勵。

「擁有越少就能付出越多，看似矛盾，卻是愛的律則。」德蕾莎修女的話一直在我心裡迴響。

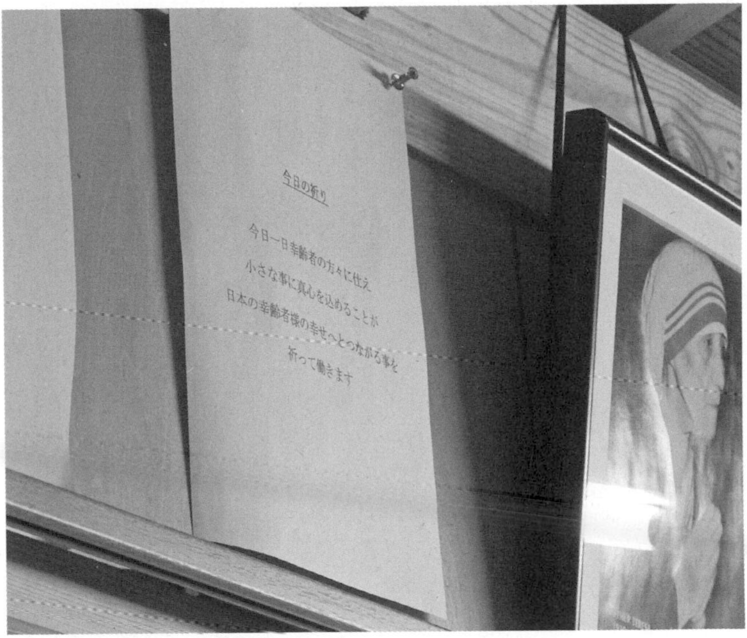
今日の祈り
今日一日幸齢者の方々に仕え
小さな事に真心を込めることが
日本の幸齢者様の幸せへとつながる事を
祈って働きます

貼在德蕾莎修女肖像旁的祈禱文
（為幸齡者用心去做每一件小事，願日本幸齡者都能得到幸福。）

母親為我播下的種子

八十八歲的母親因心臟衰竭被送進醫院，接到和母親同住的大哥大嫂發來的消息，我搭渡輪回到內地。

那天海面上波濤洶湧，像極了我紛亂的心緒。

我直驅醫院，母親十分虛弱，醫生說能活下來就是奇蹟。她的心臟無力，身上插了氧氣管和尿管，躺在病床上。儘管如此，母親見到我時，還是露出笑臉，拚命想起身。好幾個小時，我只是撫摸母親浮腫的腳。

這時鄰床的一位老人家對我說：「我對我的母親一無所知，因為她在我三歲時就去世了。妳能感受到母親的溫暖，真好啊！」我一邊點頭，一邊用手摩擦母親冰冷的雙腳，讓它們暖和起來。和母親肌膚相親、成為一體的安心感讓我熱淚盈眶。

母親的病情總算穩定下來，在我準備回島上的那日清晨，她再度心臟病發，痛苦中的母親用嚴厲的口氣趕我走，要我快回去島上。這是一個母親不想讓女兒擔心的慈愛之情。

「妳要像侍奉我一樣侍奉島上的幸齡者，如果真心行善，妳的功德就一定會回報到我身上，所以不必擔心我！」對於從沒好好行孝、總讓母親擔心的我來說，母親的溫情刻骨銘心。

我依依不捨離開了醫院。在前往知夫里島的渡輪上，一想起母親的話，眼淚就不由自主地流下來，心裡充滿愧疚。

記憶中，母親總帶著微笑。我小時候非常淘氣，曾被父親關進黑暗的米倉，母親會偷偷打開米倉門，溫柔地將哭累的我抱在懷裡，我至今仍忘不了母親懷抱的溫暖。

試想，她一個人嫁來一個大家庭，一定吃了不少苦，除了服侍公婆，照顧小姑，還要在艱困的戰亂中維持家計。和同時代的女性一樣，母親從年輕時就不怕吃苦，心性經受各種磨練。她沒有個人私欲，堅持不給人添麻煩，安分地生活。

毫不猶豫地決定讓母親「自然死」

在那之後，母親的病情依然不樂觀，已持續四天無法進食。接到嫂嫂電話後，我再度趕去醫院，聽主治醫生說明母親的病情。最後醫生問：「要做延命治療嗎？」

「不，要自然死亡，我來看護！」我直接拒絕了，因為我認為醫院是治病的地方，而支撐病人精神是家人的義務。

母親身體還算硬朗時，常提起她姐姐的事。

「我去探望住院的姐姐，在走廊上就聽到痛苦呻吟聲，我偷看了一眼，發現是姐姐在呻吟。姐姐全身插滿管子，痛苦的樣子太可憐了，我都不知說什麼好。我死的時候，可不要在身上插管子！」

身為小女兒，我沒有和其他家人商量，就毫不猶豫地決定讓母親「自然死」，只因我知道尊重母親的意願最重要。

母親在病床上靜靜地躺著，呼吸急促，好像很痛苦。我坐在床邊，把臉靠近她，和她四目相對。病房外，隆隆春雷響不停，母親不時被吵醒，睜開眼睛，用清澈的眼神看看我，然後又放心的閉上眼睛。我握著母親的手，在心裡和母親說話。

「媽媽還記得那個寒冷的冬天發生的事吧，我哮喘很嚴重，連醫生都說不行了，可是您還是徹夜不眠地抱著我。雖然那時我太小，還不太懂事，只覺得可能會死在您的懷裡，但我什麼都不怕，一定是母親的溫暖讓我安心。謝謝您，媽媽！」

我的腦海裡浮現出一個個和母親有關的難忘回憶。

「媽媽，我是在出雲大神社的祭日那天出生的，一定接受了很多人的祝福吧。謝謝您生下我，並把我養大，謝謝您給予我這麼多愛。」

我徹夜回憶與母親共同的往事。回首來時路，也許我一直誤以為是憑一己之力走過來的，殊不知我是沉浸在愛的懷抱裡，依靠著許多生命的支持才活到現在。

對我來說，守護父母臨終期間等於尋找自我的旅程，也是重新探究生命意義的機會。

「受上天眷顧及父母賦予我生命，讓我活下來，才有現在的我！」

我心裡充滿對母親的感激。

不到臨終看不見這道光

幾天後，母親突然奮力睜開眼睛，並動手拔掉氧氣罩。我勸她：「氧氣罩還是戴著吧，呼吸比較順。」母親搖搖頭：「我和神明在一起，不需要了，」然後她舉起滿佈皺紋的雙手合十。

此時母親的表情安詳而莊重，痛苦彷彿都消失了，每次問母親和誰在一起最高興，她一定回答：「神明」。

在病危前，母親每天都說她想早點走，但臨終之際，她等到了拯救之光，和神明相遇了。那一瞬間，母親的病開始好轉，臉部表情也變了，周圍的人都說從沒見過這麼燦爛的笑容。

不到臨終之際看不見這道光，也許正是這道光引導我們去彼岸幸福世界的吧？

因為期待和我一起去知夫里島生活，母親努力復建，我也暫時放心地回到島上。島上的員工和義工都一心盼著我回去，本該成為幸齡者起居室的大廳裡堆滿了外界的援助物資，都快堆到天花板了。雖然準備工作進行得很順利，但依舊沒有人申請入住。

當晚，為了慎重起見，我打電話回家確認母親的狀況，家人說沒特別變化。掛了電話，卻總覺得母親在喚我，於是隔天一早，我又搭上渡輪準備去醫院。

兩小時後，渡輪抵達內地，我和往常一樣轉乘電車趕往醫院。不一會兒，我的手機響了。

「媽媽她……」電話是哥哥打來的。

「我現在剛到直江站，馬上去醫院！」

「你昨天不是回島上去了嗎？」哥哥問。

母親安詳地躺在床上，像睡著了。我用水濕潤母親的嘴唇，然後把臉貼近她的臉頰，對她的靈魂說：「謝謝您，媽媽！」母親莊嚴的

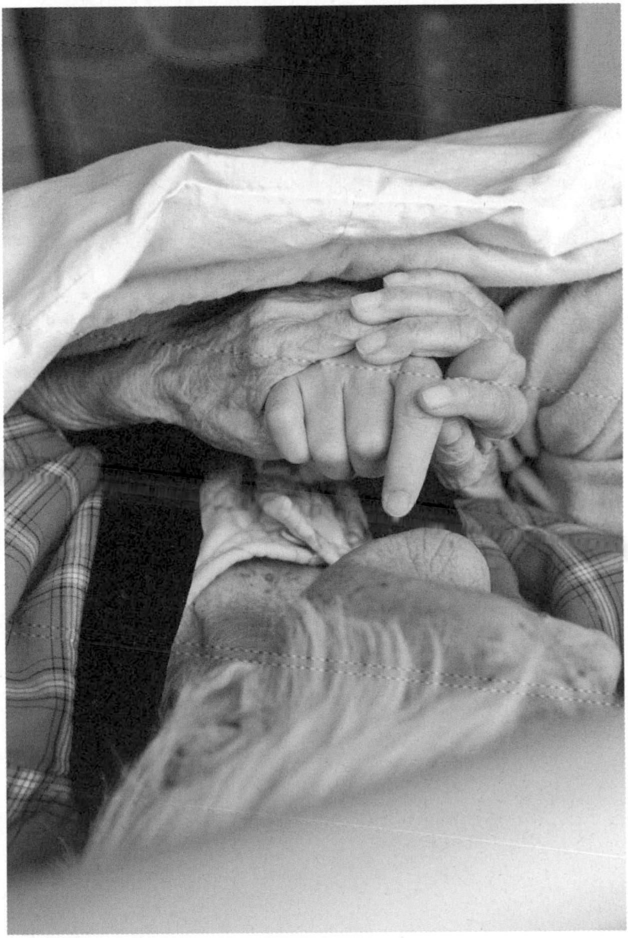

臨終現場並非只有悲傷，而是充滿愛與喜悅的時光。

笑容讓我內心感到一絲慰藉。

我抬頭看母親的床頭，發現那張紙還貼在病房的牆上。

「請不要對正在努力的母親說『加油』，請對她說『不要緊』——她的女兒留」。這是我對護士和來探病的人寫下的「囑託」。

我默默地撕下那張紙，然後和哥哥們一起，最後一次說：「不要緊的，謝謝！」向母親告別。

在醫生和護士目送下，我們一起搭哥哥的車離開了醫院。

母親在我的臂彎裡靜靜地睡著，她已經去了天國。我緊緊地抱著母親的身體，想永遠感受她的溫暖。

車廂裡洋溢著清朗的氣氛，就像母親生前一樣。

走過人生谷底的領悟

曾有一段時間，我在日本麥當勞這個巨型企業裡迷失了自己。當時，公司大多數是男員工，為了不被他們看輕，我每天拚命工作，讀遍上萬本工作手冊，不知不覺滿腦全是如何提高效益，全沒半點「開心」為別人著想。當時我只想爭口氣給那些瞧不起我的男同事們瞧瞧。

在和對手激烈競爭中，我贏得勝利，爭取到盼望已久的機會，前往美國芝加哥的麥當勞總部研修、學習，事業更上一層樓。當時的我，擁有人人稱羨的機會與發展條件，但我的心卻感到前所未有的空虛，生活越優渥，失落感越大。我的心神消損嚴重，找不到生活意義，就像被逼到走投無路、跑進死胡同的一隻小老鼠，四處亂竄，最後潛意識渴望「一了百了」，終至犯下愚蠢的錯誤。

當我醒來時，已躺在醫院病床上。

「發生什麼事了？」

「不知道。很抱歉驚擾您了！」

警察和兄長的對話從病房外傳了進來。幸運的是，我保住了一命。

出院後，我辭掉工作、離開東京。

在那之後過了幾年，我投身於幸齡者之中。

「活得痛苦的不只妳一人，希望妳能活下去，珍惜有限的時間。」

「堅持活下去，是上天賦予人的使命啊！」

有些幸齡者去世前還這樣鼓勵我。在每天認真面對死亡的過程中，我得以細細領悟生命的寶貴。

誰也不知道明天是否能像今天一樣醒來，當我開始理解那就是上天平等賜予我們的「生命」時，已經乾枯凋落的心，又一點一滴恢復了滋潤。

「如果明天還能再醒來的話，就應該像迎接新年一樣高興，感謝自己還活著。無論任何事我們都要以真心面對，一件件認真處理，服侍好幸齡者們。那樣，即使傍晚時自己的生命結束了，也不會後悔。我想以感恩心走完人生路，臨終時說聲『謝謝』，辭別人世。」

現在，我就是用這樣的心情迎接每一天。

捨棄所有，在陪伴幸齡者度過他們人生最後時刻的過程中，我第一次了悟什麼是身而為人真正的活法。

來到這世上的每個人都扮演重要角色。無論人生歷程如何，就算犯了罪、被人唾罵，都是值得活著的寶貴生命。我看護過的幸齡者有各種不同的人生背景及故事，令我理解到所有生命都是平等且高貴的。

常聽人說「那傢伙不得好死」這樣罵人的話，我深不以為然。每個人死的時候，臉上都會浮現安詳的笑容。從我們出生那一瞬間開始，便在愛的包圍中成長，最終也要在愛的包圍中迎接死亡。我希望有更多人明白這個道理。

全日本幾乎沒有其它地方像平安之家讓幸齡者迎接自然死。活著的每一刻都極其重要，無可替代。無論是誰，當他見到生命的真相時，一定都有活在「奇蹟」裡的真切感受。

我的存在是多麼的不容易，無論缺少哪一個祖先，我的生命便不能存在。正是由於奇蹟不斷發生，才有了現在的我，而我也才能在平安之家看護幸齡者。

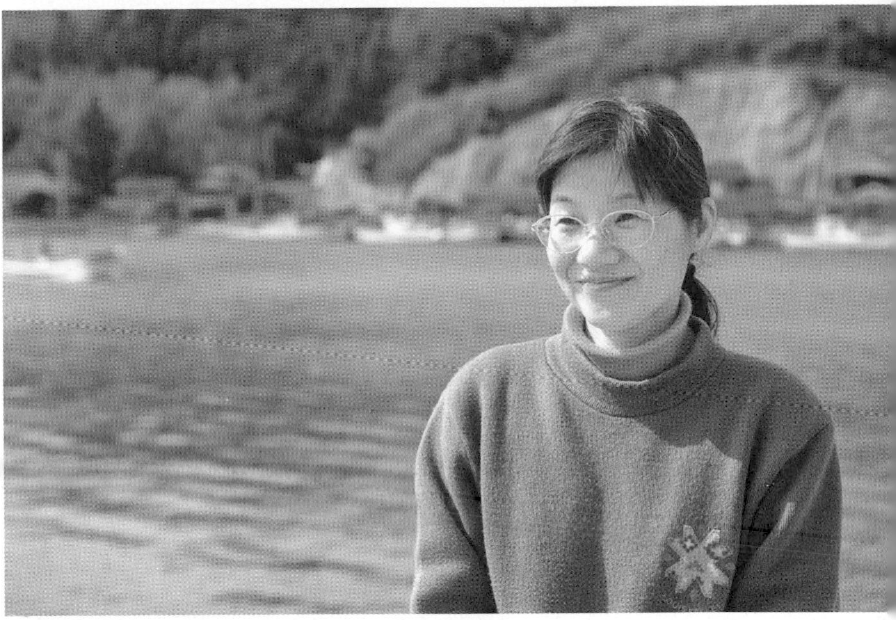

（國森康弘／攝）

守護父母臨終，讓柴田久美子重新探究生命意義，
並開啟邁向善終守護的人生志業。

第二章

日常

寂靜的離島
悠遠的古風

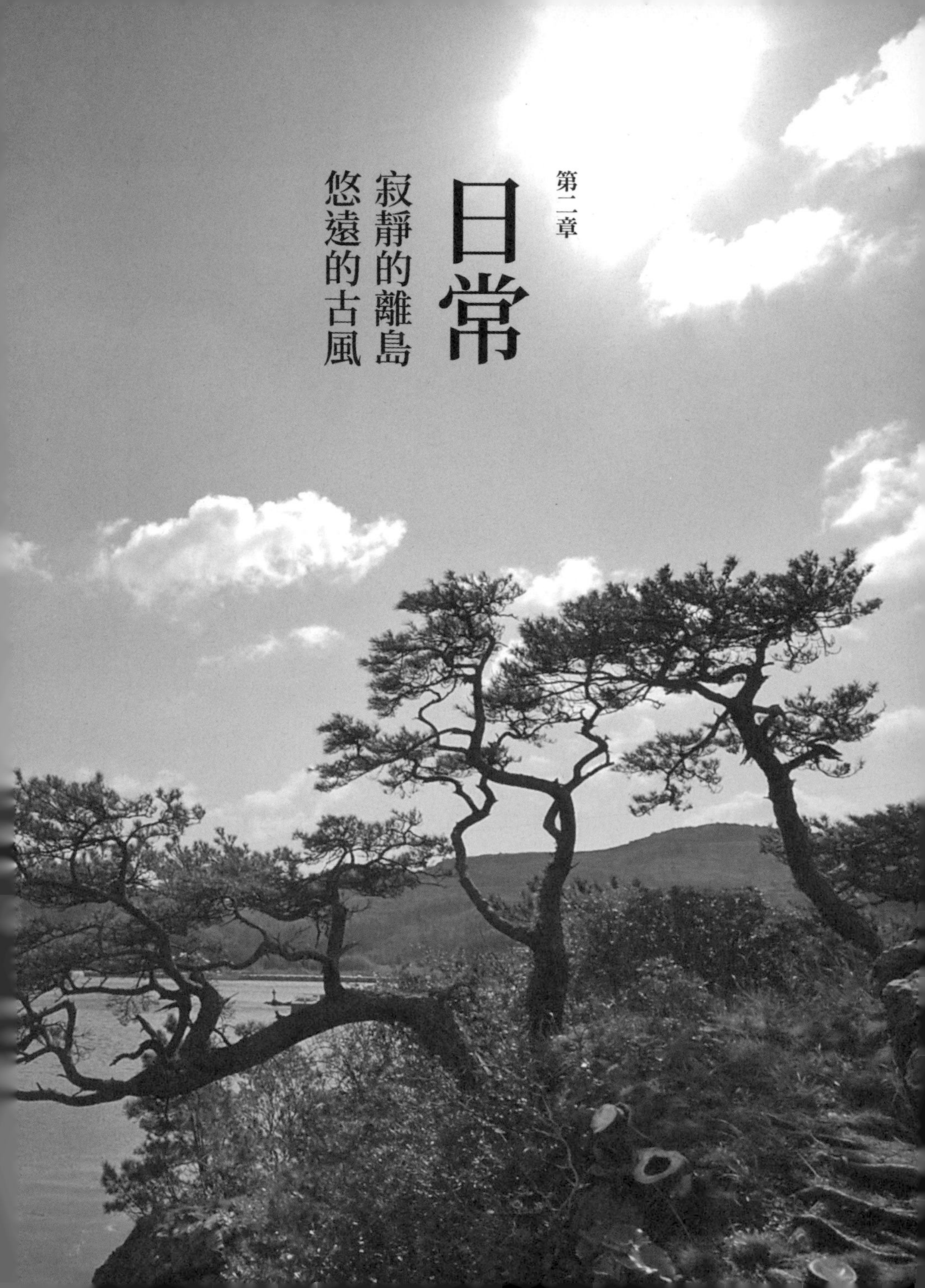

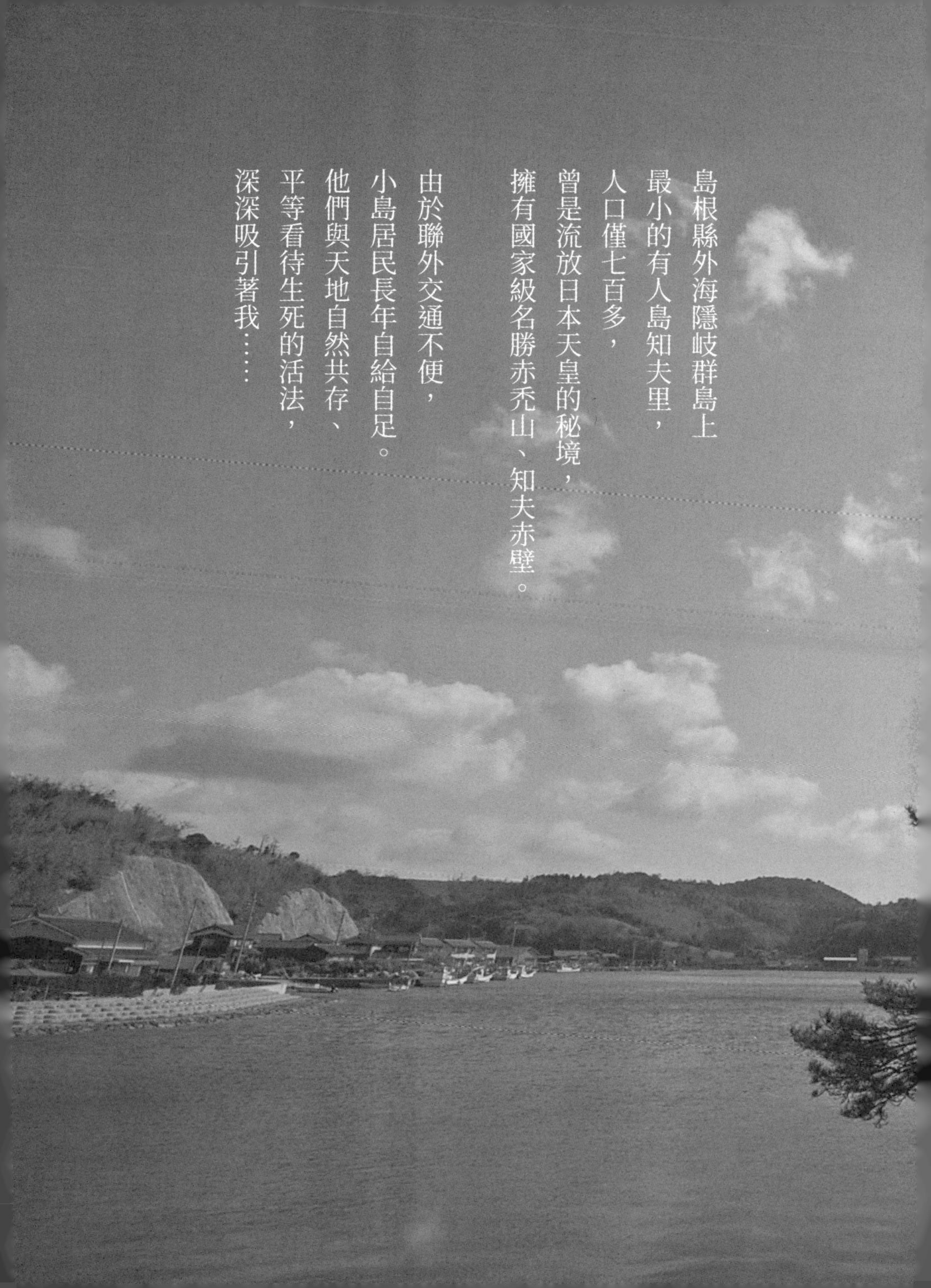

島根縣外海隱岐群島上
最小的有人島知夫里，
人口僅七百多，
曾是流放日本天皇的秘境，
擁有國家級名勝赤禿山、知夫赤壁。

由於聯外交通不便，
小島居民長年自給自足。
他們與天地自然共存、
平等看待生死的活法，
深深吸引著我……

古史交融於常民文化

在知夫里島，有繼承出雲大社流派的一宮神社。《古事記》中著名的日本神話〈因幡之白兔〉，描述的就是，原本住在隱岐島的兔子為返回內地而欺騙鱷魚的故事。

平安之家贊助者宮崎綠女士滿懷熱情地推廣一千三百年前的《古事記》，她認為這本史籍是日本最早的歷史書籍，是日本人的靈魂。書中還收錄了遠古的「讓國」事件（編按：神話故事中，象徵大地自然能量之神的「大國主大神」，在成為一方國土統治者後，將統治權出讓給象徵賜予萬物生命力的太陽女神「天照大御神」，自己則移居出雲大社。），多虧大國主大神奉行非暴力主義，權力才得以平穩過渡。

這讓我想起成長過程中，父親常講的民間神話故事。

在出雲大社安眠的大國主大神是日本人的父親，一宮神社每年都會發給島上每個家庭「天照皇大神宮」的神符，平安之家也供奉著這神符，這位大神應該就是接受大國主讓國的「天照大御神」吧？

「絕不能生氣！」這是爸爸的口頭禪，或許也是一千三百年前大國主大神說過的話？歷史交織融入島上的日常生活中，我為這樣的小島文化深感自豪，我們絕對不能忘記，有祖先才有我們。

獨居的岩崎文子女士（當時九十四歲）正是不忘感恩先祖的人。

我常去文子女士家，庭院裡的花草長得非常茂盛，因為文子女士用茅廁裡的糞便來施肥。我曾多次勸她不要再這樣勞動，她就是不聽，總是趁旁人不注意時偷偷在花草根部上施糞肥，這在從前是很普遍的施肥法。

後來，文子女士臥床不起，仍盼著我的到訪。她總是握著一本封面破舊脫落的橫線筆記本，那是她已故丈夫和病魔抗戰的日記。

「今天心裡也很難過，我還能活多久？現在只擔心文子。因為一些小事大聲斥責了她，希望她能原諒我……。」每次去見文子女士，她都會拜託我讀那本日記給她聽。

文子女士的視力衰退，耳朵也不靈光，我靠在她耳邊讀日記，讀到最後我總會加一句：「他真是個好丈夫」。聽我這麼說，文子女士臉上便浮現少女般的笑容。

若要和我一起外出，文子女士一定會把輪椅停在佛龕前，左手慢慢靠向麻痺的右手，合掌稟告：「孩子的爸，我出門了，馬上就回來喔。祖先們，今天也感謝您們。」

丈夫仍活在文子女士心中，祖先則是她的心靈支柱。獨居的她一點也不害怕，常說「我和孩子的爸在一起……」，她堅信自己仍和家族先人們一起生活。

「本以為孩子的爸去世後，我一人住這麼大的房子會很寂寞，結果卻感覺比活著時更靠近他，所以我離不開這裡。」

島上有很多幸齡者跟我說過類似的話，我自己也是在母親過世後，更能感受到母親就在身邊。

不只是平安之家裡的故事，我還想把島上幸齡者的生活態度分享給更多人。我巡迴全國各地演講，每次總能感到被母親護佑的安全感，演講前，我一定雙手合十感恩母親和先祖們。

「請允許我以親身經歷來表述死亡和幸齡者的尊貴！」每當我如此祈禱，都能感受到先祖發揮力量，讓在場的每個人都認真地聆聽。

當我們緬懷先祖、不為眼前所惑時，就能感受到萬物被愛包圍。

從有人類開始，到我們的生命出現，歷經過多少生死傳承？每個人的生命都是奇蹟，若對此毫無意識，那真是太可惜了。我願意努力侍奉更多的幸齡者，述說他們的生命及善終的故事。

在家善終的傳統

知夫里島島民仍有「要在自家善終」的傳統思想，這是日本優美的風土文化孕育而成的，但如今在日本內地、包括島根縣，在醫院過世的人都超過九成。

臨死前被送上救護車，離開熟悉住家的幸齡者們，真希望這樣嗎？在醫院，不想被急救、靠機器維生的幸齡者，卻身不由己地被迫接受延命治療，最後在非親非故的醫師或護理師看護下離開世界。

人不管身處何種境地，都必須保住生而為人的尊嚴，直到最後。明明很多人都注意到這一點，為什麼卻抗拒接受自然的善終呢？

千代女士／去世前三天從內地回來

在島上社福單位擔任居家看護時，我就認識當時九十二歲的中野千代女士。

癌末的她，拒絕女兒同住的提議，一人獨居。高齡母親一人住在偌大的房子裡，女兒當然會擔心，但其實每次拜訪千代女士，我發現她都把家收拾得井井有條。千代女士還仔細修剪了寬敞庭院裡盛開的花朵。

「我不久於世，得趁早把身邊的事打理好！」千代女士總這麼說。

千代女士夜裡常強忍劇痛，因「怕給人添麻煩」，都熬到早上才拜託診所醫生來家裡打點滴，然後才勉強入睡，就這樣日復一日。朋友都勸她別硬撐，但千代女士一面表示感謝關心、一面還是倔強如昔。她這樣勇敢，讓我非常不忍，又為人竟能活得如此凜然無畏，而由衷驚奇感佩。

有一天，千代女士因緊急狀況被送到內地醫院。大家都覺得她此去無回了，唯獨千代女士的女兒盼望母親回到島上迎接臨終時刻。

去世前三天，千代女士從內地回來了。她女兒毅然決然地說：「我把媽媽帶回來了，我來照顧她！」

她沒半點猶豫，顯然已做好接受母親即將過世的心理準備，從她背影，我看到一位善終守護者的覺悟。

接受並照顧臨終者是沉重又高尚的工作。人類最公平的命運就是死亡，在死亡來臨前，共同好好活著是愛的行為。千代女士母女用實際行動讓我明白這一點，我在心裡向她們合掌致意。

富女士／練習扮笑臉迎接死亡

知夫里島上，每天早晨村裡會廣播。

「今日海上有暴風雨，渡輪全部停航！」渡輪沒開，島上與內地就斷了交通。海上狂風暴雨，島民一點辦法也沒有。越到深冬，越常遇到這樣的日子。

「婆婆，今天隱岐丸停駛了。」

「真的嗎？暴風雨的緣故吧！」

這是在平安之家暖烘烘的火爐前的對話。和我對話的婆婆是大木春女士，她是平安之家最年長者，當時九十二歲。她已忘了自己的年齡，每次我說她只有八十二歲，她都深信不疑。春女士怕熱，倒不畏冬寒。

火爐上的水開了，發出嗚嗚聲響。「來洗個腳吧！」在蒸騰的熱氣中，我幫春女士慢慢洗淨她白皙的雙腳。那時，忽然想起鈴木富女士，她和春女士一樣都是九十二歲，但不良於行，獨居在一間小房子裡。

我開車技術不夠好，無法開上雪道，便搭了同事的車去拜訪。見到富女士時，她正裹在電熱毯裡，直直盯著鏡子。聽力退化的她，沒察覺我跟她打招呼，專注地對鏡子扮笑臉，我只好直接推門進屋。富女士發現我來了，露出難為情的笑容。

「我在練習如何微笑著死去，就算沒有美麗的遺照，也要留下最好的表情。」她對我解釋。我聽了無言以對，只默默地握緊她的手。

「謝謝，很冷吧！」富女士也握緊我的手。

正一先生／半夜裡壽終正寢

我跪坐在佛龕前，注視著前田正一先生的遺照，默默地合掌祈禱。

正一先生去世時九十三歲，小小張黑白相片裡的他，臉上浮現孩童般純真的表情。

在知夫里島，逝者沒有遺照是很常見的，因為這裡沒有殯儀館或照相館，即使照了相，也只能送到鄰島沖洗。

正一先生的太太對著丈夫的遺像輕聲說道：「老頭子，柴田小姐來了，你知道吧？」

正一先生雙手緊緊合攏，雙腳整齊併攏，做好上路的準備後才斷氣的。去世時，連睡在身旁的太太都沒覺察，直到隔天早上太太喊他起床時，才發現他已經走了。之前曾多次前來看診的診所醫生，雙手合十，只說了一句：「正一先生壽終正寢了。」

幾天前，我去拜訪正一先生時，還看見他在起居室枕著煎餅盒睡得香甜，臉上一抹淡淡微笑，好像正和誰在說話。聽到我叫他，正一先生微微睜開眼睛，隨即又閉上。即使我幫他取下假牙也沒能吵醒他，我握著正一先生的手等了二十多分鐘，他仍然在睡夢中。

隔天，正一先生說：「我昨天去親戚家了，看見一旁的電暖桌上有兩個茶杯……。」他鉅細靡遺地描述親戚家裡的擺設，讓我非常驚訝，還聯絡了那個親戚確認。前一天，正一先生的靈魂一定是離開肉體，到親戚家去作客了，會有這樣不可思議的事嗎？

我想起自己也有類似經歷，在我很小時，曾因小兒哮喘被醫生診斷性命垂危，那時我第一次從天花板俯視自己，所以我無法否定正一先生所說的話。

正一先生後來一直徘徊在生死兩界，我和他之間已不需言語交流了。

我尊敬的德蕾莎修女說：「靈魂交流是不需要語言的，此時只要對彼此心存感恩。」我能做的就是陪伴在臨終者身邊，握著他們的手。幸齡者讓我明白這是件多麼可貴、美好的事情。

看護幸齡者，讓我們體會失去所愛的深沉悲傷，同時又得到很多難以置信的「生之力量」。

他太太跟我講了一個故事：

「老頭子去世前，我覺得自己一個人無法繼續住在這裡，但現在我離不開這房子，因為感覺老頭子一直在守護我，很安心，真不可思議！我從山上農忙回來，老頭子都會和我打招呼，真是感恩啊！」

她一定是從正一先生那裡感受到了非常重要的東西，珍貴獨特，無法言傳。

覺悟生死，充滿喜悅

當人對死有所覺悟，意識到自己是受上天眷顧而活著，一定能感受到生命的喜悅。

貞子女士／光呼吸就充滿喜悅

這一天同時來到富女士家造訪的青木貞子女士（當時八十二歲），剛接受心臟手術，從內地回到島上。島上老人家出現緊急狀況時，會動用自衛隊直升機送至內地醫院。貞子女士因為需要緊急動手術，被直升機從平安之家附近的機場載走。

貞子女士一見到我，迫不及待分享她的手術經驗：「手術好像花了很長的時間，術前幾乎無法呼吸，覺得自己快不行了。術後一能盡情吸氣，眼淚立即掉下來。健康時一點都不覺得呼吸值得慶幸。那時的感覺和以前完全不一樣……。」

貞子女士顧不上喘氣，接著往下說：「我知道是老天爺讓我活下來，現在我常對著空氣合掌感謝，活著真值得慶幸！」

現在的貞子女士連呼吸都充滿喜悅，因為她感受到一種超越醫學的、肉眼看不見的偉大生命力拯救了她。

只要想起貞子女士充滿喜悅的神情，我似乎也從自己的呼吸裡感受到生命的喜悅。

靜子女士／懷抱感恩心走到最後

獨居的吉川靜子女士（當時八十二歲）唯一說話的對象是一隻小野貓。但十多天來，一直沒見到那隻貓的蹤影，靜子女士擔心得病倒了，我帶著烏龍麵和水果去探視。

我一邊喚著靜子女士，一邊打開大門，玄關一片漆黑。聽到微弱的回應聲從黑暗中傳了過來，我鬆了一口氣，打開燈，走過去協助靜子女士起身。靜子女士平時在廚房裡起居，冰冷的木地板上鋪著薄薄的絨毯，再蓋上棉被。不想弄髒住在內地的兒子為她蓋的這個新家，她沒使用過廚房以外的空間，還為省電拔掉冰箱插頭。

午餐的粥和菜餚，靜子女士幾乎都沒動。面對熱呼呼的烏龍麵，她很不好意思地勉強吃了兩三口，然後雙手合十，看著空蕩蕩的廚房，喃喃自語：「回送妳什麼好呢？」我剛幫她買來的雞蛋在昏暗的燈光下白得發亮，那是用她這次領到的養老金僅剩的一張千元日幣買來的。

靜子女士要我把雞蛋帶回去，我禮貌地婉拒了。靜子女士說：「受妳這麼多照顧，卻無法回報，真過意不去！我不會忘記妳的恩情，真的感謝妳！」她低下頭對我雙手合十。

「實在不敢當，請抬起頭好嗎？」我說。

靜子女士注視著我，流下了淚水，我們相擁而泣。

那之後，靜子女士再也沒恢復食慾，她衰弱到無法下床，徘徊於死亡邊緣。多次勸她看醫生，她都沒答應。我也聯絡了靜子女士住在內地的兒子，一直沒回音，也許其中有不足為外人道的情況吧。我只能壓抑悲憤的心情，盡我所能照顧她。

後來，我漸漸理解了靜子女士，她已放下對生命的眷戀，只想抱著感恩之心離開。

現在，只要「平安之家」面臨困境，我就會默默雙手合十，像靜子女士一樣由衷道謝。當我看到生命的真實狀態，感激自己受上天眷顧才能這樣活著，我的心就被愛包圍，迷茫頓消。多虧靜子女士的引導，讓我走上善的道路。

幸子女士／坦然歡迎死亡降臨

臥床的川本幸子女士想看海，我們把她抬上輪椅，一邊聊天，一邊沿著向海坡道緩緩前行。幸子女士頭腦很清醒，難以想像她當時已高齡九十六歲。沿路是充滿秋意的洞庭藍花，被這些可愛的寶藍色花朵吸引，還有遊客專程從內地前來拍照。

我們散步了一會兒，就停下來欣賞美麗的夕陽沉落海中，幸子女士自言自語說：「我得趕快死掉啊！我活著會讓媳婦榮子受很多罪。榮子真是神啊，對我很好。我一天吃兩餐，其實不吃也可以……，但榮子會擔心，我要自己別吃飽，只吃一點點，因為我想早點死啊！」

幸子女士一心為一起生活的兒子和媳婦著想，話語裡沒有絲毫猶豫和怨懟，表情安詳，聽起來窩心又溫暖。幸子女士曾因療養短暫入住養老院，那時她吃得極少，曾讓我很擔憂。

媳婦榮子女士也很關心她：「也許是我們害婆婆臥床的，我反省自己，覺得不能太由著她，應該更嚴格一點。我總是和孩子的爸說，如果是為了婆婆，我什麼都願意做！」

那讓我記起幸子女士的話。在只有活著才有價值、死了就什麼都沒了的時代，人們該如何理解幸子女士這樣的活法呢？對渴望長命百歲的人來說，也許覺得不可思議，然而，島上就是有像幸子女士這樣坦然歡迎死亡的人。

幸子女士每天都在歡聲笑語中度過，這是她生活幸福的最好證明。人只要感受到家人深刻的愛，自然便能活得如此謙遜有禮。如果我也能像幸子女士這樣，該有多好！

茂先生／回歸靈魂故鄉的安詳時刻

望著滿天星斗，我想起松田茂先生（當時九十七歲）。

茂先生癱瘓在床，無法自己翻身，不知道能不能撐到夏天的祭典。距離島上醫生上回的診斷，至今已過了二十天了，茂先生沒打點滴也沒吃藥。

「茂先生！」我大聲呼喚並握住他的手，但他只是一臉茫然。我邊和他說話，邊幫他換尿布，用溫毛巾擦拭他全身，但還是沒有任何回應。

據說人一旦放棄對肉體的貪戀，也不再被思想束縛時，就會回歸靈魂的故鄉。茂先生也在迎接最後時刻的到來，他應該感覺不到暑熱和痛苦了吧？

我靜靜握住茂先生的手，感受他安詳的心。第二天，茂先生依然一臉木然，我和往常一樣用力握著他的手，同時呼喚他的名字，突然間，他張開眼睛並快活地說起話來：

「有兩個早就死了的朋友來找我，他們沒說話，只是很高興地拉著我的手，我跟他們去了，一點都不可怕，那是非常好的一個地方！」

茂先生讓我知道「死亡是回歸靈魂故鄉最安詳的時刻」，他還清晰地說出了兩位朋友的名字。

以前也曾多次聽幸齡者在臨終前說過類似的話，說他們能夠看到死後世界的景象。

當時還有一位九十四歲的岡田善三先生曾問我：「你害怕死亡嗎？」突然被這麼一問，一時不知如何回答。幾天後，我去善三先生家幫他換尿布，他告訴我：

「柴田女士，我現在不害怕死亡了。最近我常到那裡和死去的雙親及姐姐會面，大家看起來都非常快樂幸福。以前我覺得死亡很恐怖，現在不怕了。他們讓我回到人世，所以我又回來了。」善三先生臉上一片安詳。

幾天之後，善三先生如預期離開人世。他沒讓任何人費神，還用親身經歷告訴我們：死亡並不痛苦。

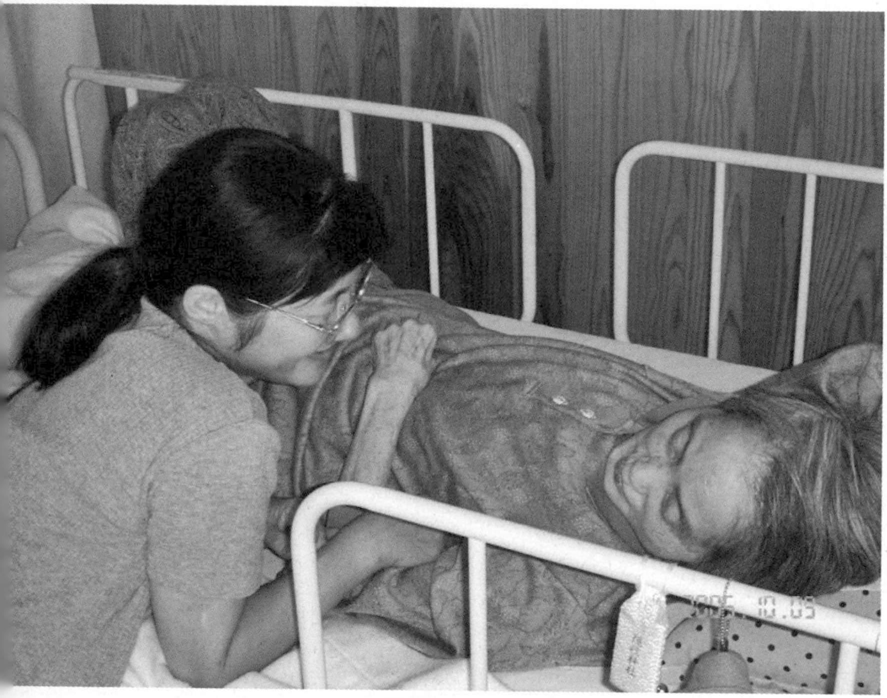

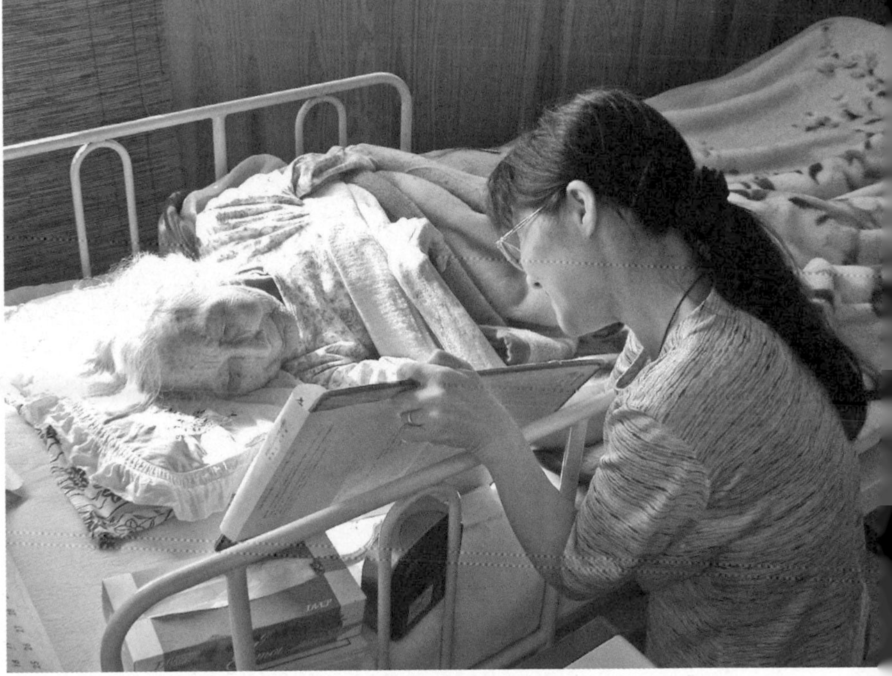

平安之家的信念，就是像家人般守護陪伴在幸齡者身邊，
不需語言，就能感受到彼此充滿感恩的心意。

看看海，就可以克服困難

從內地前來知夫里島的直航渡輪一天只有一班。來自內地的參訪者大多會在鳥取縣的米子先住一晚，隔天早上從島根縣的七類港搭渡輪前來島上，回程渡輪則開往鳥取縣的境港，所以內地來的觀光客若把車子停在七類港，就算搭直航渡輪回去，也無法直接取車。

我對這種不便非常習慣，常對來參訪的人說：「隱岐是流放天皇的地方，不是那麼簡單就可以渡海過來的。出發前一天，最好找個地方小住一下，讓心情平靜下來……。」

為了讓參訪者深入瞭解平安之家的生活，只要時間允許，我會開車載他們在島上逛逛，途中順路拜訪名勝古跡，介紹島民生活文化。

自然禮物・地藏菩薩・治病靈水

知夫里島最值得一提的是得天獨厚的自然環境，為了讓參訪者實際感受，我常帶他們去位於松尾山麓河井的地藏菩薩處，那裡有後醍醐天皇被流放到隱岐時短暫停留的松養寺。

山上不斷湧出的河井泉水，受到地藏菩薩的保佑，被島民奉為可治百病的靈水，參訪者對著地藏菩薩合掌禮拜並喝下靈水，樂呵呵地一致盛讚水的滋味美好。

在三百六十度全景延伸的赤禿山山頂周圍，放牧著牛馬。如果遇到牛在路上走，或者臥倒路間，就要停下車讓路稍候，這是島上的規

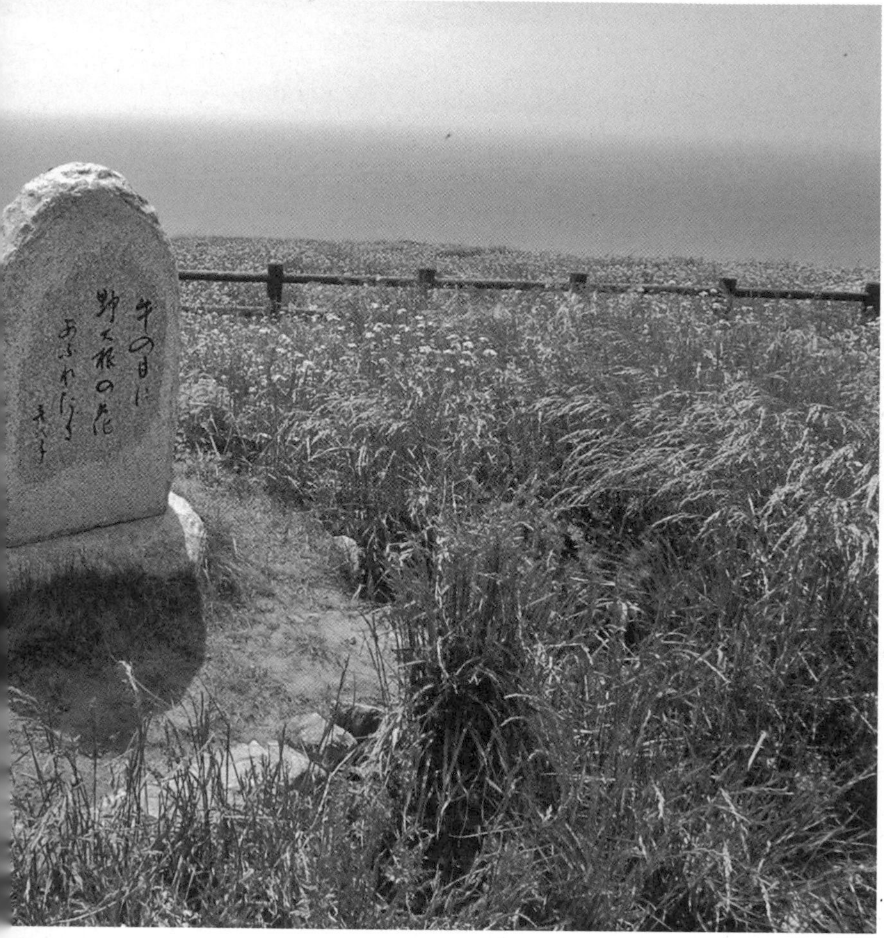
牛の目に
野大根の花
あふれたり

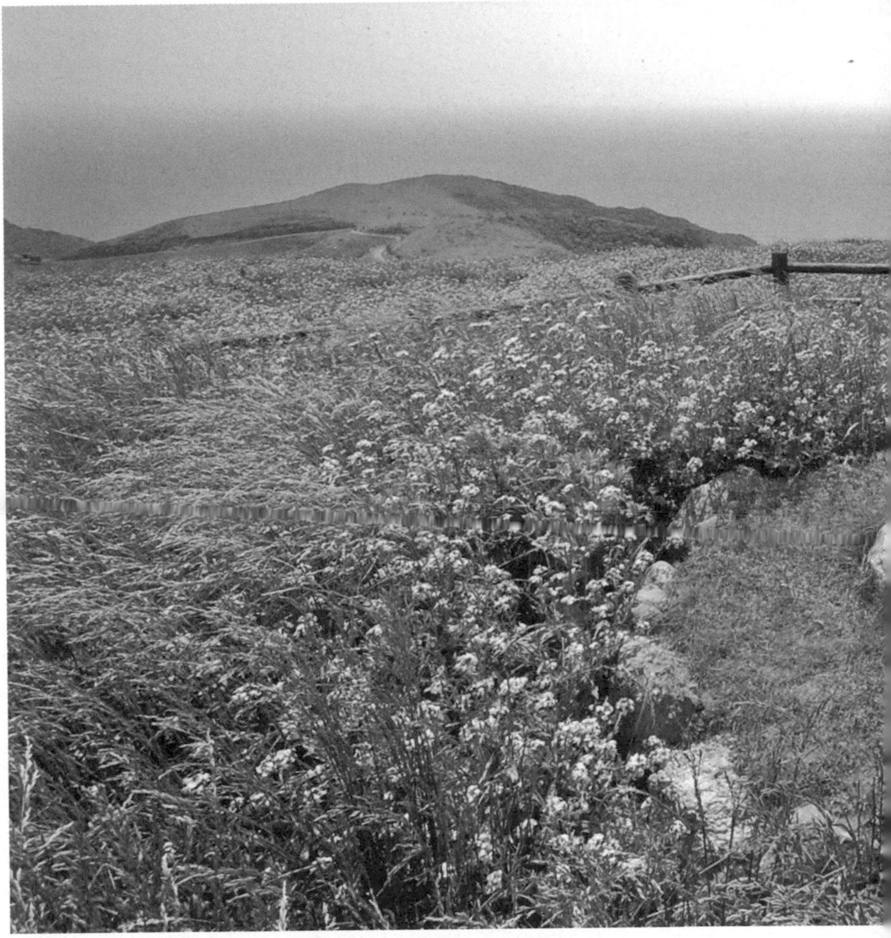

赤禿山是島上的最高點，四面環海，充滿自然的療癒力。

矩。當然，我的車身常噴濺到牛糞。

從山路上就可遠望美麗的大海，參觀者常要求停車賞景，那時間正好讓我解說平安之家理念。

我說：「我總是帶平安之家的新進員工來這裡，告訴他們，雖然我們的薪水是島根縣最低的，但如果遇到什麼難過的事，請來這裡看看海，就一定可以克服。『從現在開始，這片壯闊的自然美景就是你的了，請務必努力！』我這樣鼓勵他們。」

日本國家級名勝「知夫赤壁」是一道有著紅、黃、紫等鮮豔色彩的斷崖，雖然我曾帶很多參訪者來到現場，已看過好多遍，但每次看到的景象都不同。

在落日沉沒入海、夕陽餘暉籠罩赤壁時，會出現一道光，延伸至海平面，讓觀者忍不住想邁步走上前去。自然的禮物總是美麗到令人感動。

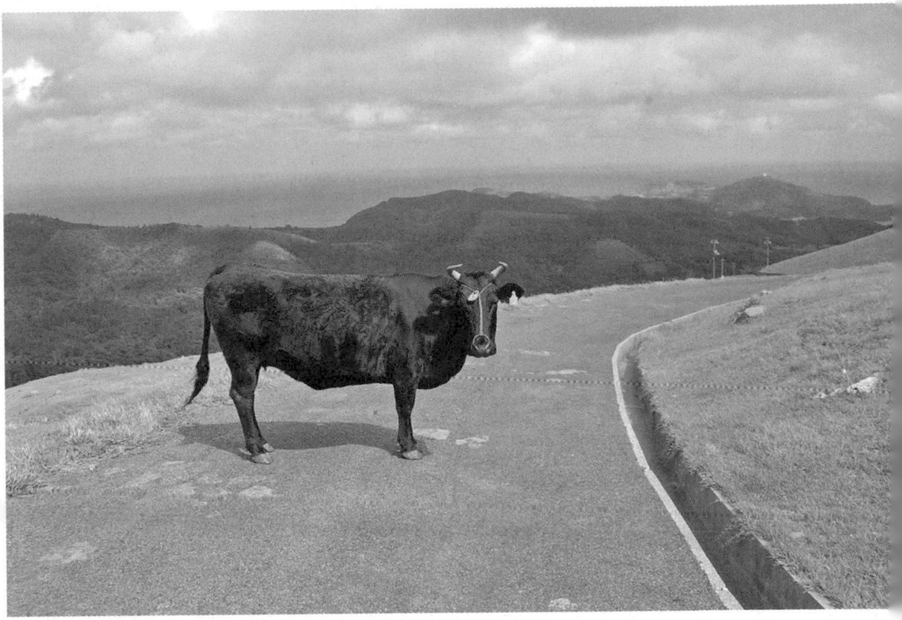

整個島上沒有紅綠燈，若遇上牛隻過馬路，要禮讓牛隻先行。

喚醒內心對父母的感恩

中午回到平安之家享用午餐，一般備有蠑螺咖哩飯加沙拉，蠑螺當然是附近漁民送來的。遊客們會一邊喃喃自言：「用蠑螺做咖哩飯，太奢侈了吧！」一邊兩三下就把飯菜吃個精光。擔任廚師的濱佳惠女士（當時七十八歲）為此非常高興。

漁民之妻濱女士長年經歷各種生活磨練，是位「有膽量的母親」，緊急關頭總能給我有力的支援。初春員工紛紛辭職時，她趕來幫助我；在平安之家陷入困境時，她主動要求值夜班：「只要用得上我，無論值幾個夜班都沒問題！」

濱女士一邊收拾午餐碗筷，一邊對大家說：「我住在附近的兒子和孫子來玩時，兒子對孫子說：『因為有奶奶才有爸爸，有爸爸才有你。所以如果沒奶奶的話，你就不可能站在這裡了，還不快謝謝奶奶！』孫子聽了，就將一雙小手合十說：『奶奶，謝謝你！』哎呀，我聽了實在高興！」

孩子可愛的形象在腦海浮現，讓所有參訪者的心一下子變得柔軟，連我也跟著開懷起來。我不由得想起齋藤一人先生（編按：日本實業家，創設銀座日本漢方研究所，研發生產中藥化妝品及健康食品，並出版許多著作，一九四八～至今。）的詩：

雖然人生不全是快樂
但戰勝痛苦和難過
安心時心裡浮現的總是
這一句
媽媽，謝謝您生下我

人從這個世界獲得生命，然後衰老、死去。直到最後一刻，我們都要心存感激。「媽媽，謝謝您生下我」實在是絕美詩句。更不用說，從小孫子那裡聽到「奶奶，謝謝您」這樣的話，濱女士自然是無比高興。

從濱女士小孫子的話裡，我體會到一種珍貴的情感，當參訪者離開時，心裡那份對父母的感恩之情一定也被喚醒了吧！

一生與土地相依共存

知夫里島上的幸齡者們，有在波濤洶湧的日本海上，靠一條漁船打拚謀生的七十歲漁夫；有耕種一小片田地，過著幾近自給自足生活的老夫婦；以及那些堅持在島上臨終、不顧家人反對決不住院的幸齡者們。

島民這種生活態度令人感動，也許這就是我最喜歡的內村鑑三老師所說的：「向自然學習、努力勞動」的活法吧！

大自然在不知不覺中洗滌我們的心靈，這些幸齡者的心，就是在日日生活中被磨亮的吧？人生最重要的是無論何時都不迷失自己，這樣的活法在這座島上確實存在。

八重子女士／用自然農法栽種蘿蔔

樹上的葉子轉紅後，開始片片飄落。

「婆婆您瞧，冬天快到了。」我推著春女士的輪椅，邊走邊看著遠方染上秋色的山巒，高遠的晴空一望無際。為了不讓春女士受風寒，我幫她裹上好幾件蓋毯和浴巾。

「那個黑瓦的屋頂是我親戚家吧？」

「要不去看看？」知夫里島上的人口約七百七十人，春女士對這裡一切瞭若指掌。對我這樣的外地移人，她是得力的依靠。

冬天一到，此地渡輪常停駛，有時甚至連食物都運不過來，島上

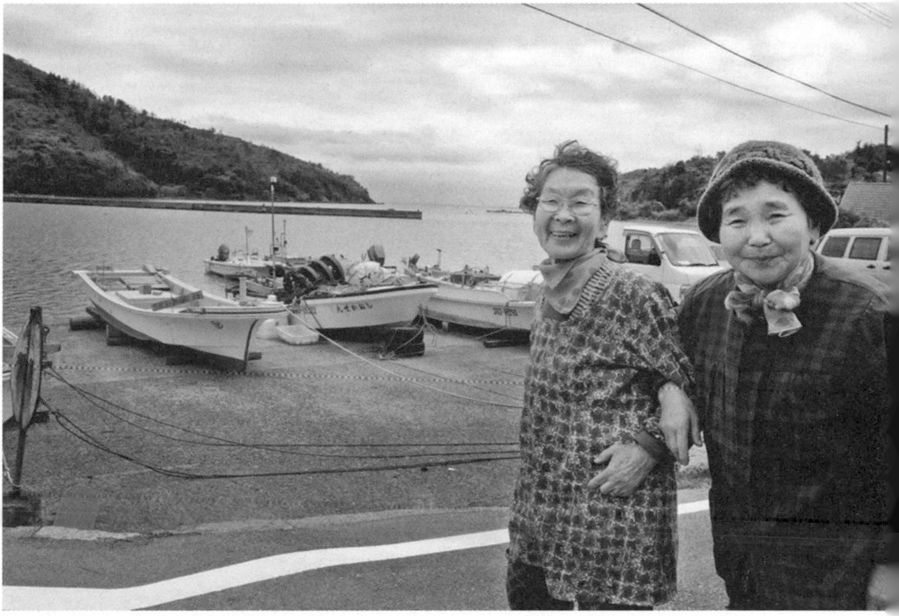

（國森康弘－攝）

向自然學習、到老也要努力勞動，就是知夫里島民的生活寫照。

居民至今還過著近乎自給自足的生活，每家都自己種菜，冬天家家戶戶屋簷下都掛著白蘿蔔，切成長條形的蘿蔔用繩子吊起來，可以吃上一整年，這些都是為過冬儲存的蔬菜，所以這裡一連幾天吃白蘿蔔屬稀鬆平常。

在高度運輸、大量消費的現代社會，島上還殘存著與土地共存的生活方式。

散步途中，我們遇到了當時八十一歲的相川八重子女士。她一手拄著拐杖，一手忙著打掃庭院。八重子女士幾年前從內地搬回到島上，現在獨自一人生活。她因為腳疾，行走不便，不過能說一口不帶鄉音的標準日語，聽她說話好愉快。

「那裡曾長出一根蘿蔔！」她在院子裡一個空啤酒箱上坐下，指著一個角落說：「就是那裡！一粒掉在水泥地隙縫裡的種子竟有這麼頑強的生命力，簡直讓人不敢相信。我把它做成蘿蔔泥吃，辣勁十足

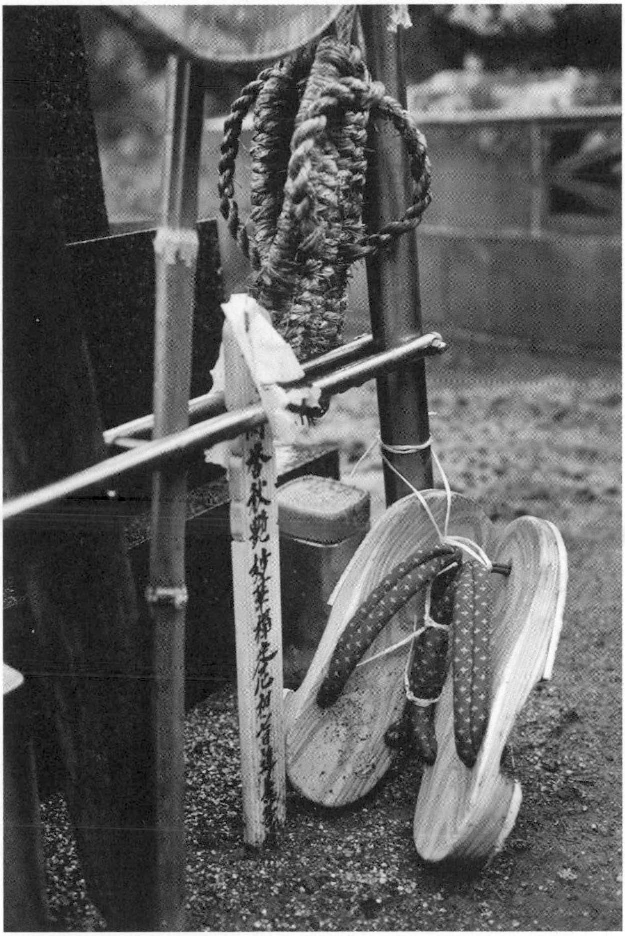

（國森康弘－攝）

島民對生死抱持虔敬的心，
在墓地插上寫著佛號的「卒塔婆」木牌以超渡親友。

哪！」

像等人來聊天似的，八重子女士話匣子一打開就停不了：「明年我打算在這片長滿雜草的田裡灑兩包蘿蔔種子，用自然耕作法。」她眼裡閃爍著少女般天真無邪的光。

「您不是開花爺爺（編按：典故源自日本童話，講述一對好心的老夫妻屢受一對貪心的老夫妻欺侮，但每次總能因禍得福，旨在闡揚善惡有報。），而是蘿蔔奶奶！」聽到我這麼說，八重子女士笑了。

快樂的時光很快過去，離開時八重子女士說：「假設我還有五年好活，若能在島上按自己的意願活，縮成三年，我也甘願！」這就是八重子女士的願望，無論如何都要在自己希望的地方，按自己的方式去活。

為了圓滿這生而為人最基本的願望，我願陪著幸齡者走下去。

節子女士／盡力做自己能做的事

和八重子女士的談話讓我想起剛來島上時，曾因聽不懂方言而感到挫折。

那次我去拜訪村中節子女士（當時九十五歲），她要我幫忙打掃庭院，我立即拿起竹掃帚打掃屋後院子。

「柴田女士，妳去哪兒了？真是傷腦筋，人不見了！」節子女士大叫。

「我在這裡！馬上就掃好了！」我趕緊跑回去。

「妳在掃哪裡呀？」腿腳不方便的節子女士跪在地板上爬到玄關，她等了好久不見我身影，有點擔心。原來，島上的人口中的庭院指的是玄關，我們相視大笑起來。

打掃結束後，節子女士拿出幾根大號縫衣針，請我一一把線穿上，這樣在我下次造訪前，她好有針線可以使用。她戴上陳舊的老花眼鏡，鏡框一邊的金屬螺絲已脫落，只用橡皮筋固定，看來似乎隨時可能滑落。然後，她打開木櫃，小心翼翼取出幾隻有破洞的襪子，開始一針針仔細縫補。

「要是被我兒子看見，他會很生氣地叫我丟掉，可是我捨不得，這大概就是老年人的習慣吧！想想戰時有雙襪子是多珍貴的事，哪怕破得只剩個形。不管兒子怎麼罵，我都不捨得丟。」

節子女士和兒子一起生活。兒子話不多，非常照顧她。

她說：「有些老人常感嘆說早點死好，愛發牢騷，如果真的想去死，那就太辜負家人的照顧了，所以不可以說那種話。從前島上有很多老人上吊，現在時代進步了，社會開始重視老人，我能這樣活著，真讓人感激。如今我要盡力去做我能做的事，虔誠地活下去。」一番話說得鏗鏘有力，很難想像她已高齡九十五歲。

久子女士／總說自己「才」九十歲

九十歲的山田久子女士獨自住在一間玄關兩側保有寬敞迴廊的老房子裡。經過她家總能聽到懷舊的縫紉機聲，那是久子女士正在迴廊上踩著老式腳踏縫紉機的聲音。

閒聊間，久子女士突然和我商量起一件事，讓我很意外。

「盂蘭盆節孩子會回來帶我走，但到了城裡，我都覺得快死了，每回有訪客，我都得躲起來，沒人會理我，雖然住在氣派的房子裡，每天都有好吃的，什麼也不缺，可是婆婆我才九十歲、什麼都可以自己來呀，我在島上出生，也想死在島上。可以這樣跟孩子們說嗎？」久子女士一臉焦慮，邊說邊踩著縫紉機。

「當然要好好和孩子們說，不然他們也不知道您的心思。」

「可是這會讓城裡的孩子們很為難吧？」過了一會兒，縫紉機聲停了。

久子女士出生至今，在島上住了九十年。

作為母親，她把孩子們一個個培養成才，之後又照顧父母和丈夫，讓他們盡享天年，現在輪到自己了，「想在島上迎接最後時刻」是她理所當然的願望。

她每天早上都去掃墓，向先祖表達感恩之意，下午則專注喜歡的縫紉工作，用碎布縫製一些小東西，分送照顧她的人，表達感激之情。

久子女士是早晚都不忘感恩的人，她說自己會坦然面對死亡，今後也將一個人生活下去。

說自己「才」九十歲的久子女士，那豪邁氣概讓我不由得為之精神一振。

每當看到生活在島上的幸齡者，我的心底就會湧出一股感動——原來人可以如此堅強地活下去！

歸根究柢是因為他們將死亡和出生平等看待，因為重視死亡，更加珍惜生命。

相對於一般忌諱死亡，這真是極好的活法。

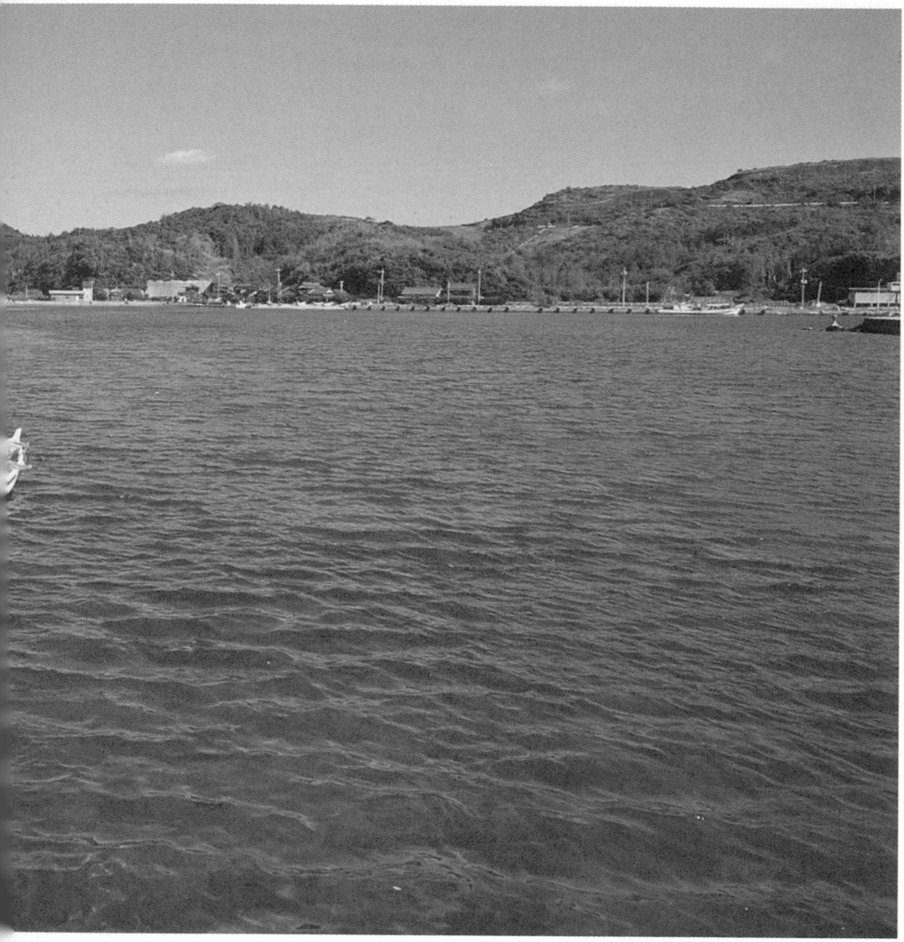

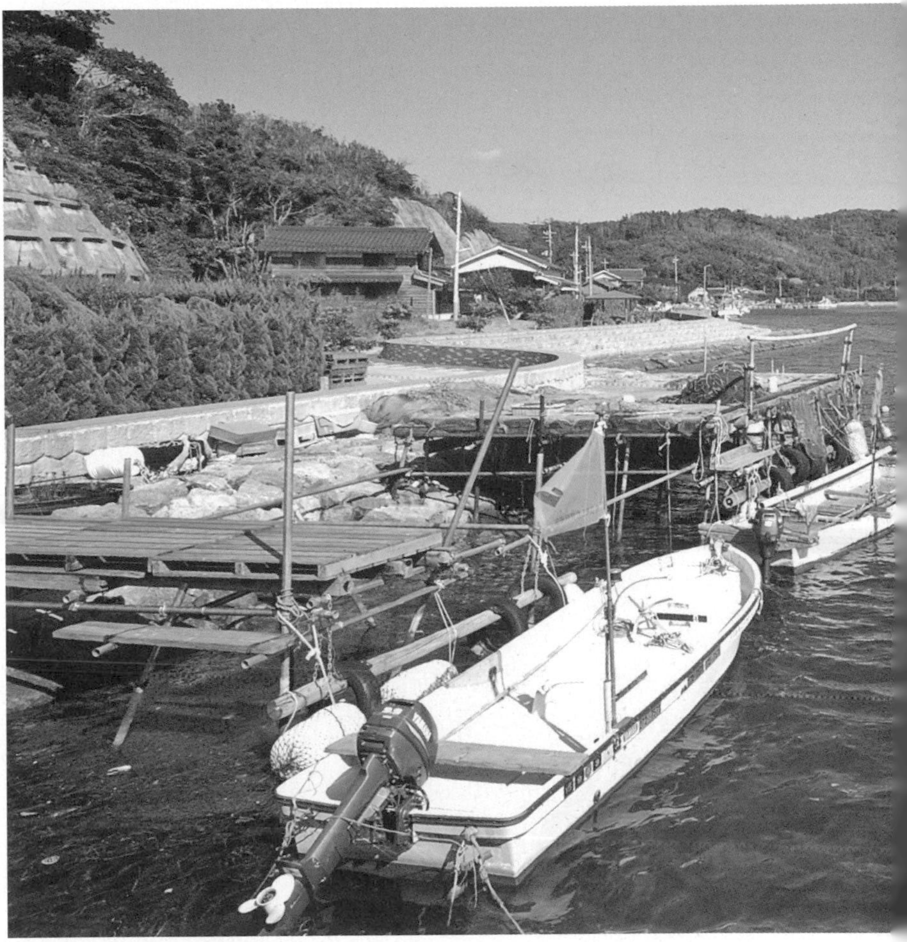

島上居民以農耕或捕魚維生，
敬天的生活態度，讓他們更能平等看待生與死。

第三章

生活

平凡的平安之家
不平凡的義工團隊

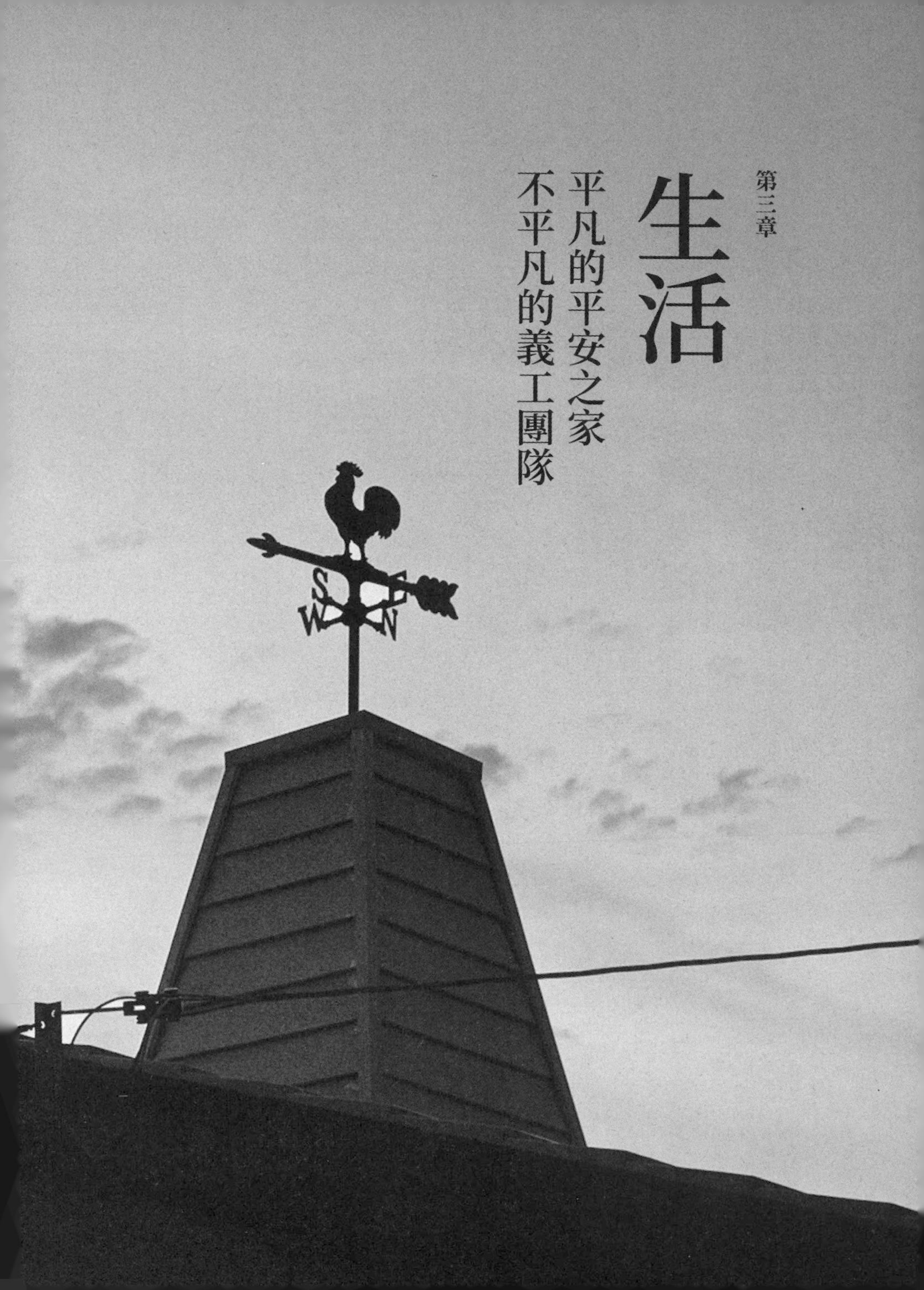

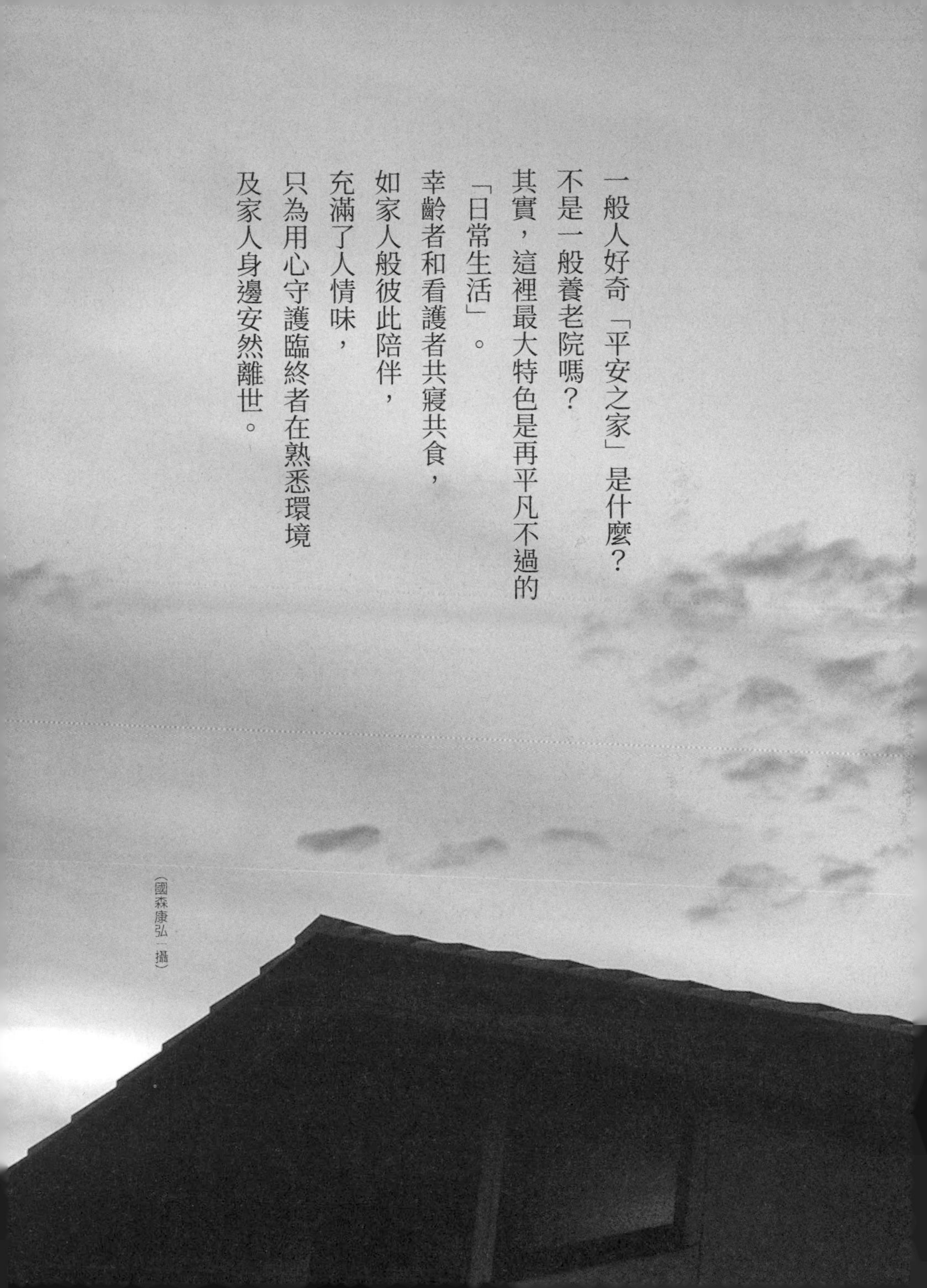

一般人好奇「平安之家」是什麼？
不是一般養老院嗎？
其實，這裡最大特色是再平凡不過的
「日常生活」。
幸齡者和看護者共寢共食，
如家人般彼此陪伴，
充滿了人情味，
只為用心守護臨終者在熟悉環境
及家人身邊安然離世。

（國森康弘／攝）

回故鄉作原來的自己

幸齡者對環境的變化非常敏感，雖然希望能夠快速適應，但年紀越大越困難，心理和身體都有障礙的就更難。幸齡者若能住在自己家裡是最好的選擇。

曾遇過一個個案。在福岡養老院為方便收拾，院方給老人家的飯菜都盛在一個大盤子裡。有次我送早餐給一位名叫平林京子（當時七十二歲）的老太太，她看到食物就說：「不要用這種盤子給我盛飯，我不是貓，是人，把飯放到飯碗裡！」

「對一早起來給您做飯的人，大聲嚷嚷不大好意思喔！」我本想哄勸一下，不料卻惹得她哭了起來：「我是遭報應才會被送來這裡，我要回家！」我只好默默輕撫她的背，等她平靜下來，再把飯裝到碗裡遞給她。

或許有人覺得「不過是個飯碗」，但不能只為了照護者方便而去改變幸齡者的生活習慣。不管在家、醫院、還是老人福利機構，幸齡者的意願都必須是優先前提。

「平安之家」最重視的是人的尊嚴，為了維護身為人的尊嚴，無論多微小的事，都要認真傾聽，花再多時間跟精力也在所不惜。

例如，若有幸齡者想吃糯米豆餡點心，我們會立刻去買，島上沒有，就去內地採購。當下這一刻，想怎樣活、怎麼過、怎麼享受，對只能臥床的幸齡者來說，是不管如何祈求也不會再有的機會，當然對我們來說也一樣。

為了活在無悔的當下，一定要敞開心房傾聽幸齡者的聲音。

熟悉的鄉親和熟悉的口味

長壽社會中，需承受「白髮人送黑髮人」痛苦的幸齡者越來越多。看過許多例子後，我不禁感慨所謂「最不孝」應該就是「早逝」吧！

住在「平安之家」的新木奈津女士（當時八十四歲），年輕時失去了丈夫，獨自拉拔獨生女兒啟子長大，結果女兒卻先她而去，可以想像她有多痛苦。她每天不停地呼喊女兒的名字，精神和身體都出現了嚴重問題。

奈津女士有幻覺和幻聽，我們既看不到她所見，也聽不到她耳中所聞，當然，也無法理解她所說的話，只能陪在她身邊，緊握她的手，盡可能點頭回應，默默看護。

奈津女士住院期間醫院開的安眠藥和精神安定劑，我們一概不用，無條件地接受她的一切。之後，奈津女士的行為好轉了些，幻覺和幻聽現象也漸漸減少。

奈津女士入住「平安之家」前，住在松江的醫院裡。雖然奈津女士是知夫里島居民，已和我相識，但想到她出院後一樣得適應平安之家新生活，所以在她出院前三天，我先去住松江，每天都去見她，想讓她對我更熟悉。

出院那天早上，看到奈津女士露出笑臉，我就放心了些，對她說咱們一起回島上去吧，在此之前幾乎沒和護士說過話的奈津女士回答：「為了回島上，我很努力呢！」她還很高興地吃完我帶去的布丁，然後又睡著了。

我陪同奈津女士乘渡輪回知夫里島：「您看，那裡就是知夫里。」

「是嗎？」奈津女士削瘦的肩膀微微顫抖著。

渡輪大門慢慢開啟，陽光灑落四周，故鄉的海，滿眼輝耀。奈津女士望著大海，默默流下了眼淚。從那天起，原本在醫院裡成天目光呆滯的奈津女士，眼神慢慢煥發光采，找回曾經的自己。

農曆三月二十一日的弘法大師日，島上從一大早開始就熱鬧滾滾，這天是弘法大師的忌辰，村民在各地祠堂前準備特色菜餚，參拜人潮不斷。我和「平安之家」的幸齡者也盼著這天到來。

「想去參加嗎？」我向奈津女士提出邀約，但她說：「我做不到。」擅長做菜的奈津女士可能誤以為我要請她去做菜，解釋過後，她同意和我們一起出門。

路上行人看到坐在輪椅上的奈津女士，都高興地跟她打招呼：「婆婆，您終於回來了，太好了！請吃這個！」遞到眼前的牡丹餅是奈津女士最喜歡的食物，本來吃東西都得切成小塊，這會兒卻大口嚼起牡丹餅，還連連稱讚「好吃」。

「這樣吃，可以嗎？」奈津女士不顧旁人的擔心，繼續大口大口吃。看著熟悉的鄉親，享受著熟悉的口味，這種在島上理所當然的生活，對奈津女士來說想必是無比歡喜。因而從那天開始，奈津女士就沒再問過「平安之家是什麼地方」了。

「啊，好想死啊。我什麼壞事都沒做過啊……。」奈津女士心情很糟，臉色暗沉。我跑過去輕聲安慰：「可不是嗎？您一直很努力對吧！奈津婆婆，您已盡力了，真的！」我握著她的手，不住地點頭。

不知過了多久，夜幕低垂，義工們紛紛離開了。

「奈津女士，請打起精神來！等您腳好了，我一定帶您去我家！您以前在工作上一點也不輸給男人，想起來，您和以前沒什麼改變啊，只是現在腳站不起來而已，打起精神來喔！」奈津女士總算重新振作起來，開始吃晚飯。

有一天晚上，白天班職員已下班，我在靜悄悄的食堂裡等待值夜的義工到來，耳邊只有屋外的鳥鳴聲。突然，奈津女士叫我，我跑過去鑽進她的被窩。

「妳在呀！太好了！」奈津女士緊緊握住我的手，彷彿再也不放開。

隨著夜色漸濃，老人們的孤獨感也慢慢增加，死亡不知何時到來的恐怖籠罩著他們的心。

此時我能做的，就是陪伴在他們身邊、握住他們的手。德蕾莎修女說：「只有心甘情願服侍的手和愛人的心，才能化解孤獨。」我願意這樣永遠握著奈津女士的手。

不知何時，奈津女士已睡著了。

提供代買服務

我們還為住在「平安之家」附近的幸齡者，提供代買服務。

「有沒有要我幫您買的東西？」

「這個，拜託你了！唉，要不順便進來喝杯茶？」

「等我先去看過婆婆們再來唷！」

在島上，人們之間的關係是平靜而溫馨的。採買的地方，位在山的另一頭、名為「郡」的地方，那裡有幾間小商店一字排列。以食品為首的各類商品都得從內地船運過來，煤油、汽油、液化石油氣等生活必需品的售價都包含了船運費，所以較昂貴，居民自然更節儉。

購物回程路上，車子行經海邊坡道，我看見路邊三位小朋友，他們是「平安之家」所在地薄毛區的小學生，每天要走三公里左右的路程去上學。我和往常一樣把車子停住，問道：「要不要搭便車回去？」

話剛說完，他們已繞到車子後面去了。我的車是輕型汽車，只要多載點東西，前座就只能坐下兩個人。

他們很清楚，所以立刻就往座椅後面的狹小載貨空間裡爬，一坐定平日習慣的位置，就開始七嘴八舌說開了，從前一晚的電視節目到今天學校裡發生的事，無所不聊。

很快車子翻過山嶺，他們在各自家門前下了車，並大聲向我道謝。只要看到他們，我的心情就格外輕鬆愉快。

如服侍自己的父母一樣

回到「平安之家」，看見義工永野三江女士（當時七十歲）正在縫補我的褲子。看到這個情景，我忍不住要把她當自己的母親，事實上我們也確實像母女般親近，剛上島的新員工常羨慕我們像真正的母女一樣。

三江女士在聽過我的演講後，決定來島上做義工，為「平安之家」奉獻一己之力。她出生在富裕家庭，從小在無微不至的呵護中長大，但婚後遭遇種種波折，直到年歲大了，開始為尋找自己的歸屬而徬徨

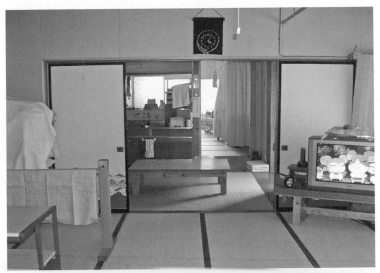

平安之家內部鋪設柔軟的榻榻米地板，方便幸齡者練習走路。

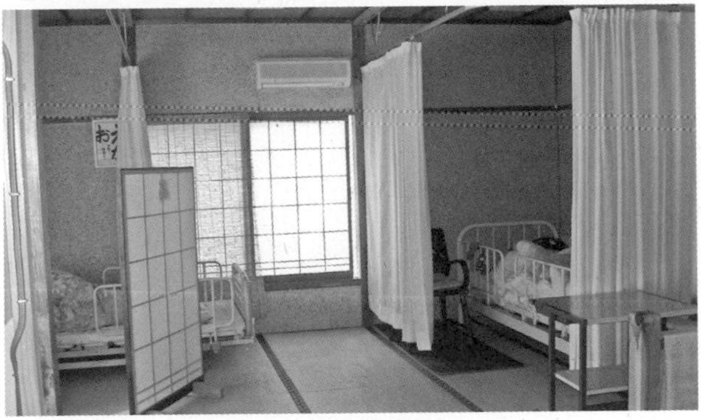

每張床四周只用簾子而非實牆隔開，
幸齡者只要輕喊一聲，立刻有人過來關照。

不安。

就在那時，她遇見我，從而堅定了前來知夫里島的決心。在「平安之家」開業前後，她三次渡海來到島上作永久居住的準備。

「我真的可以搬過來嗎？」

「是我們請您來的，我把您看成自己的母親。」

三江女士長年在城裡生活，少與人互動，但在島上，每個人都很爽朗地和她說話，讓她很快適應離島生活。

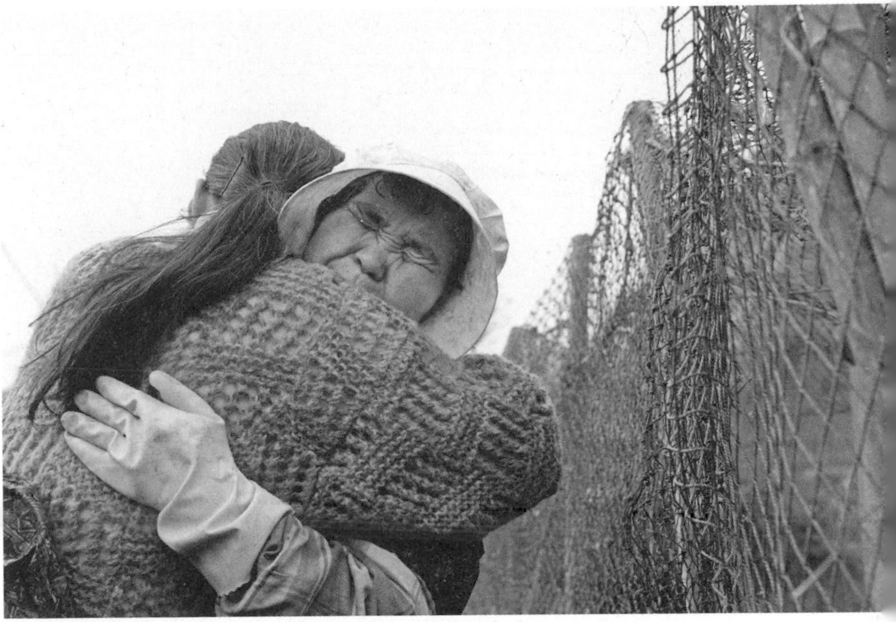

（國森康弘 攝）

柴田久美子對待小島上的長者一如自己的親人。

平安之家第一次送終

十一月的某個早晨，我在「平安之家」正準備守護一位幸齡者的臨終時刻，他叫武田博，當時七十九歲，是「平安之家」第一位入住的幸齡者。

因腦梗塞倒下後，博先生不能說話，身體也無法自主。之前，他住在隔壁的西之島，由太太照顧。那些日子對博先生來說，每一天肯定都是孤獨的，因為他無法向陪伴多年的妻子表達自己的想法。漸漸地，他開始失眠，並陷入對死亡的恐懼，最終以暴力作為發洩痛苦的出口，患腰疾的太太已無法繼續照顧他，於是博先生被送來我們這裡。

在生命餘光中彼此輝映

這天早上，博先生的身體突然不能動，依判斷應該是肌肉僵硬，情況急轉直下，十分危急。我急忙打電話給島上唯一的醫生——知夫村診所所長柿木伸之醫生（當時四十三歲）。

在島上和家人一起生活的柿木醫生，出生在島根縣三刀屋町。他是島上不可或缺的人物，他常說：「居民的家就是病房，整個島嶼都是醫院。」從我籌備建立「平安之家」開始，他就多方提供支援，是我在島上最可靠的朋友。他完全理解我的志向，在我困惑時，每每給我中肯的建議。

他對「平安之家」的幸齡者提供二十四小時出診服務，讓我放心不少。給博先生做過檢查後，柿木醫生問：「要轉送內地醫院，還是待在『平安之家』接受看護？」

屋外，季風刮得天昏地暗，隱岐郡各島間往返的渡輪早已停航。雖然博先生的家離知夫里島僅二十分鐘航程，但他的家人此刻也無法趕過來，最快只能坐隔天一大早的渡輪。我打電話和武田太太商量，突如其來的情況讓她惶恐不安，她必須在醫院和「平安之家」間做出選擇，這是一個重大決定。

終於，武田太太冷靜下來，下定決心說：「為了他好，請讓他在『平安之家』待到最後吧！」

之後，時不時還是會出現緊急情況，家屬多次趕來探望。病況雖曾好轉，但最終並未恢復。一天晚上，一直照顧博先生的職員細野道寬先生（當時二十四歲）說：「臨終前就是這樣寂寞嗎？」

那是一種無法形容的孤寂感，要排除這種孤寂，除了真心誠意地照顧好博先生，別無他法，這在「平安之家」是人所共知的。我想起德蕾莎修女的話：「人在生命最後餘光中彼此輝映」。

無法言語的博先生讓我們懂得「寂寞的寶貴」。他的生命一分一秒倒數，死亡在出生當下，就已經預定。眼前的博先生，七十九歲的人生正準備謝幕。

臨終時的「生命接力棒」

某天午後，博先生滴水不進，眼神空洞，不再回應呼喚。在柿木醫生確定病危狀態後，我立即連絡武田太太。

「我想去和大家一起陪著他離開，可以嗎？」武田太太問。

「如果家人需要，我們會照顧您的丈夫直至最後一刻！」

也許聽見了我們的對話，比博先生晚些來到平安之家、當時九十二歲的大木春女士嘟囔地說：「把我的電暖腳器放到博先生的棉被裡去」、「把我的羊羹也給他……。」

黃昏時，博先生的家人趕到了，此時屋外已積了一層厚厚的雪，平安之家也漸漸地被暮色的寂靜包圍。春女士說「我去向四國的弘法大師祈禱」，隨後便開始念起了《心經》，彷彿她已預知時候到了。

武田太太溫柔地撫摸博先生的頭說：「要不是我腰痛，真想帶你回家。」一位妻子長年與丈夫同甘共苦的深情流露無遺。我們的看護人員也坐在博先生床邊，緊握他的手不停輕輕呼喚他，同時回想著和博先生一起度過的快樂時光。

我們常推著輪椅上的博先生去散步，他最喜歡一邊看海，一邊喝茶或吃著最愛的草仔粿。想到此不禁憶起博先生在海岸邊看著架橋作業時的認真表情，他一定聯想到了年輕時揮汗工作的自己吧？那時如果說咱們回去吧，他會搖頭拒絕，繼續呆呆地盯著，一看就是一兩個鐘頭。

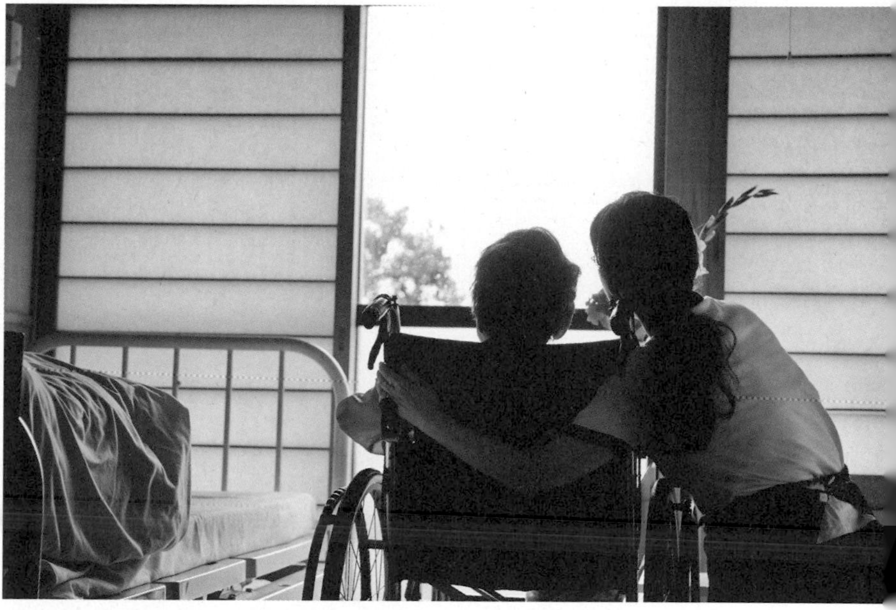

（國森康弘／攝）

陪伴每一位臨終者度過生命的最後時光，
在告別生命的同時，體會生命的喜悅。

我緊握博先生的手，腦海裡浮現他過去的種種。雖然他偶爾露出痛苦的神情，但隨著身體痛苦慢慢消失，神情漸顯安詳，臉上浮現平靜的笑容。最後，他深深吸了口氣，安然逝去。

臨終時的寂靜充滿平安之家，我們接過了博先生的「生命接力棒」，在深沉悲哀中體會生命的喜悅，獲取活下去的能量，它是引導我們活出幸福的珍貴寶物。

「謝謝你們！」武田太太深深鞠躬。我們抱著博先生的身體，作最後的道別。當晚，遺體被送上船，連夜運回他的出生地西之島。

那是漫長的一日，我對著翻起白浪消失在黑暗中的渡輪雙手合十，久久不動。地上的積雪比平日更美更亮，原本冷冽的北風，此刻也變得舒爽、怡人。

平安之家首次完成重大使命的喜悅在心裡升騰。「博先生，真的要謝謝您！」我由衷感激。

老人是家裡的光明

自創立平安之家以來，對於幸齡者，我從沒有「我在照顧他們」或「我在看護他們」的想法。

我覺得自己就是同住一個屋簷下，和大家一起活到老的家人之一，是陪伴幸齡者走完人生旅程的夥伴。

我也會有老到身體不能自由活動的那一天，雖然現在我還能精力充沛地在看護幸齡者，但終有一天我也會像他們一樣成為需要被看護的人。不管時代如何變化，命運註定我們要互相照顧活下去。我不覺得我為他們做了什麼特別的事，只不過在做現在自己力所能及的事而已。

如果我們能彼此心存感激地度過每一天，那將是我極大的幸福。

練習走路，找回吃飯的樂趣

八十五歲的吉本靜香女士坐渡輪回島上那天，天氣很差，兒子揹著她坐上我的車。為了摘除變大的良性腫瘤，她去內地就醫，手術順利結束後，再次回來和我們一起生活。回到平安之家後，靜香女士鬆了一口氣。

「我哪裡都不去了，我要一直住在這裡！」像是說給自己聽，靜香女士嘟囔著。也許是眷戀知夫里島親切的海水味，住在習慣的地方總讓人心情踏實。

靜香女士曾經住過多間醫院和養老院，好不容易記住廁所的位置，一換地方就得重新適應；即使在同一家醫院或養老院，每天接觸的工作人員也不盡相同，難怪患有失智症的靜香女士會感到混亂。每次被送到新地方，生活環境跟著改變，沒一天安穩。

靜香女士第一次來到平安之家時也是一臉不安，一天要問好幾次：「這裡好嗎？」

為了去內地手術不得不離開平安之家時，我很擔心她又會感到不安。當她再回來時，我高興得不得了，聽她說哪裡都不去了，就要待在這裡，我想她總算找到安居之所了。

在醫院連走路都有困難的靜香女士，現在只要我牽著她的手，就能慢慢地走。每次要下床都會問：「拖鞋呢？」我總是回答：「婆婆，這是榻榻米，您看，我也是光著腳。沒關係，沒關係的！」

沒多久靜香女士就能自己行走了，在榻榻米上練習走路似乎對她很有鼓勵作用。

靜香女士插著鼻胃管，打從住院起就沒食慾。午餐時間，她說：「有這個在，我沒法吃東西！」便把管子拔掉了。也許因為住院兩個月幾乎沒吃東西，當我們拿出她喜歡吃的東西，她也顯得毫無興趣。於是，如何讓靜香女士找回吃飯的樂趣，成了我們的目標。

首先，三餐之外要增加點心，當然要看她能吃下多少，逐步調整份量。

「晚飯後給她吃點心如何？」、「婆婆家好像有橘子樹，她或許會喜歡吃橘子？」工作人員們一起想辦法給靜香女士設計菜單，但她的食慾始終沒恢復。

某日午餐時間，靜香女士依舊只吃了幾口，就固執地說「不吃了」，對此我很擔心：「婆婆，拜託再吃點吧，不吃飯，身體會搞壞的，如果又要回醫院怎麼辦？聽話，再吃點，拜託了！」說著說著，我的淚水不由自主地流下來。目不轉睛看著我的靜香女士這才說：「因為是妳我才吃，我知道啦，妳不要再哭了！」說罷，她再次拿起湯匙。

平安之家的用餐時間約四十分鐘，為配合幸齡者的節奏，有時還花一小時以上。

每位幸齡者身邊都有一位看護陪伴，有時幸齡者還會和看護聊到忘了吃飯，這是只有在平安之家才能看到的溫馨場景。有些幸齡者說著說著就打起了瞌睡，小睡一會兒再繼續吃，也是常有的事。

不只用餐，其它方面我們也盡力配合幸齡者的步調。

針對不同的幸齡者有不同的應對作法，因此新進的工作人員會感到比較辛苦一些。但作為家族的一員，天衣無縫的配合對我們來說非常重要，那是一種不用言語也能互相理解的默契，我認為這就是家人關係。

不勉強老人家做不想做的事

「很辛苦吧？天天都要洗衣服！」

「是啊，謝謝！」

在島上，不管和誰見面都會互相打招呼，要是換成從前的城市生活，我大概會很不習慣，但現在就算因演講活動回到內地，我也養成了與人打招呼的習慣，不管對誰都能輕鬆地寒暄一番，有時甚至會蹲在路邊和貓狗說話，差點錯過約會時間。

在島上，只要出了門，就很難預估回平安之家的時間，因為常在路上和人聊得忘了時間。對我來說，這種交流不只是單純的溝通，更是學習島上生活方式的機會，所有人都是引導我走向幸福的重要導師。

晾好衣物後，我去廚房準備午飯。這時，看見一隻北風吹來的小瓢蟲正停在靜香女士的小碗裡。

「冷吧？好可愛啊！」

「一定是來看靜香婆婆的吧！」

看著在小碗裡玩耍的瓢蟲，靜香女士笑了。她今天心情似乎很好，把午飯吃光光。大家的努力有了結果，靜香女士不但恢復了食慾，甚至超出預期。

「有沒有什麼吃的？」剛用完餐的靜香女士又在床上環視四周。

「又開始了，該怎樣轉移她的注意力呢？」大家面面相覷。

「有沒有吃的東西」是罹患失智症的靜香女士每天要重複問上許多遍的問題，讓工作人員十分頭疼。她連五分鐘前發生的事都不記得了，所以諸如「不是剛剛才吃過嗎？」這種制式回答對她沒用。

首先要做的是，把她的注意力從食物上引開，這也是工作人員大顯身手的時候。

我們打算透過看電視來轉移她的注意力。打開電視，正好新聞在播一個年輕人被警察抓走的畫面。靜香女士看著新聞，突然氣呼呼地說：「老人是家裡的光明啊！現在不管哪個家庭都趕老人走，沒了家裡的光明，年輕人就毫不在乎地做壞事。從前都說老人是家裡的光明，老人很受尊重的！」

不愧是幸齡者，言語意味深長。我就像被人生的老前輩教導的年輕人，聽得入神，不斷地「嗯嗯」點頭。

一時疏忽，我忘了靜香女士最喜歡的豆沙包還放在小矮桌上，靜香女士也發現了這個目標，便拿起包子掰成兩半，一半遞給我說：「妳也一起吃吧！」而我仍失神沉浸在「老人是家裡的光明」的人生教導中。

這樣不行，注意力必須集中！帶著反省之心，我開始進行每天二十分鐘的朗讀，記得似曾聽說「朗讀可促進大腦活化」。不只對我，說不定對靜香女士也有幫助？想到這裡，我邀請靜香女士一起朗讀。

見我們每天堅持朗讀，其他工作人員開玩笑地說：「婆婆好辛苦啊！被迫陪著健忘嚴重的柴田女士做預防失智訓練。」靜香女士聽了還俏皮地回一句：「就是說嘛，真討厭！」

儘量不勉強老人家做不想做的事，這是「平安之家」的原則，因此，我中止了朗讀活動，但還是努力想方設法，希望能再一次和靜香女士一起讀書。

另一天早上，義工們圍在電暖爐前，正聊得起勁。

「今天有暴風雨喲！」

「這種天氣真不想出門！」

「婆婆，吃早飯吧？」早上九點多，我為唯一喜歡晚起的靜香女士準備早餐。菜色不是靜香女士喜歡的什錦拌飯，而是什錦拌粥，甜點是新鮮蘋果餡的烤餅和橘子。

「真好吃！」

「還有喔，要吃可以再添！」

「嗯！真好吃！」

靜香女士滿面笑容讓我感到非常欣慰。

「妳也吃呀！」

「我還要去演講。和婆婆在一起我就高興了！」聽我這樣說，靜香女士又笑得如花綻放。

八方義工的一片真心

正值野蘿蔔花在山徑兩側盛開的五月天，平安之家全體成員剛賞完櫻花，又要去赤禿山看野蘿蔔花了。

帶上飯糰、茶和塑膠布，工作人員們一起協助幸齡者坐上車，朝赤禿山出發。山坡上花團錦簇，像鋪了一層花毯。

整山只有我們，放牧中的牛群盯著我們看。

大家一邊吃飯糰，一邊愉快地聊天，氣氛十分熱烈。義工橫山由美子女士忽然唱起歌來，唱的是盂蘭盆節歌，還有民謠……，一唱就停不下來。

歌聲響徹雲霄，大家都聽得入迷，紛紛用手打起拍子。

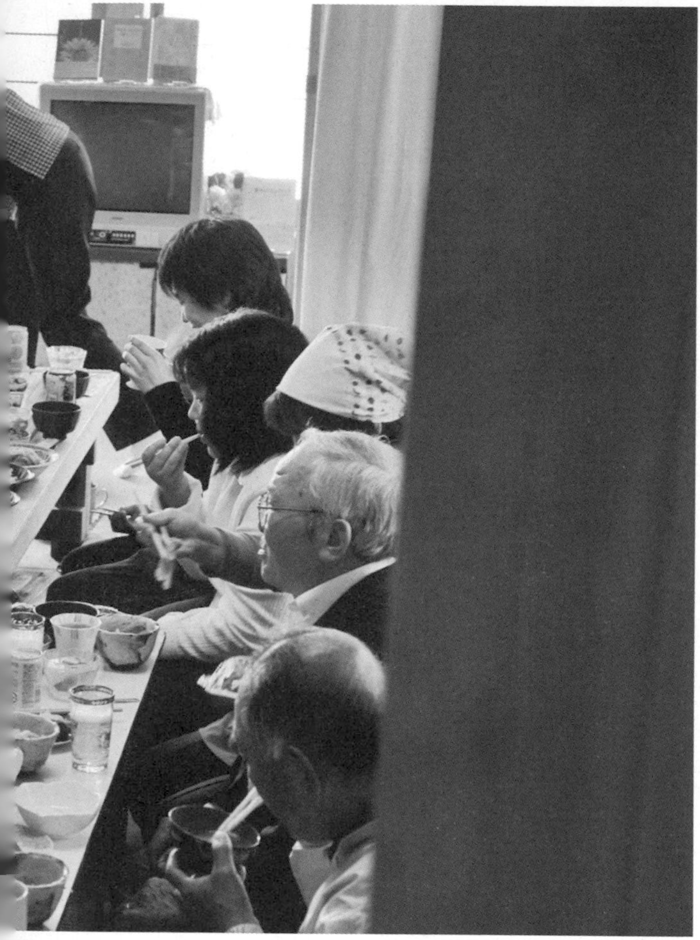

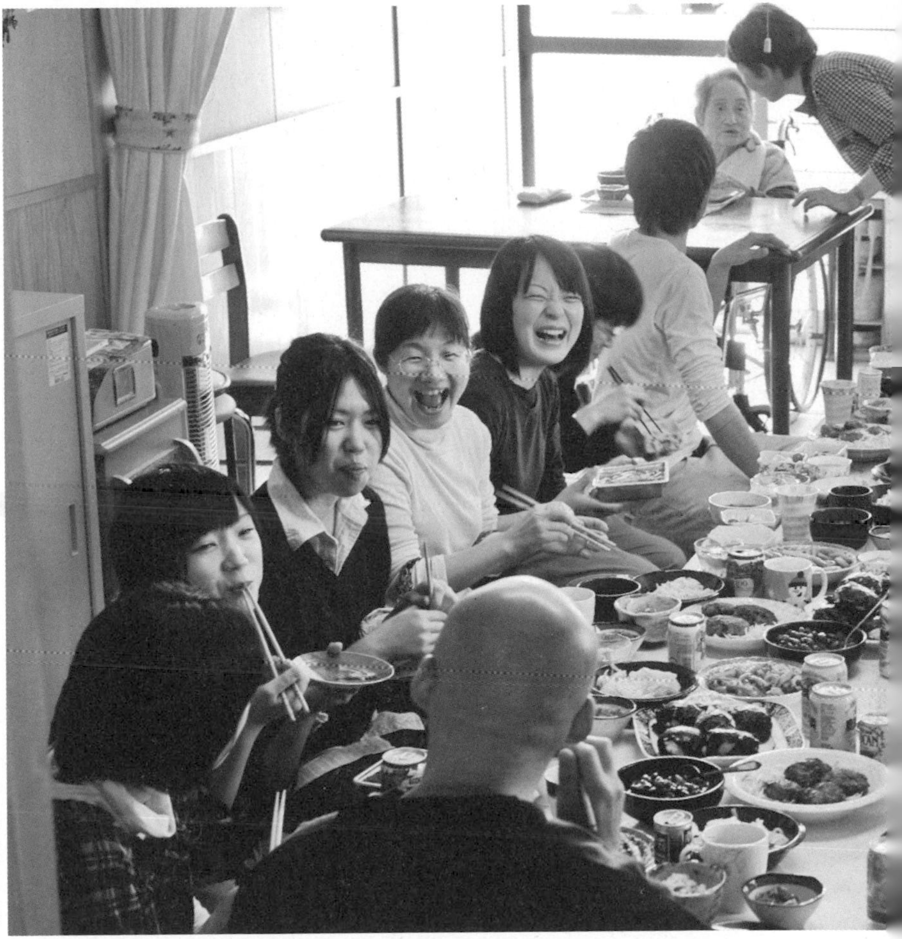

（國森康弘／攝）

平安之家最大的特色，就是有來自各地的義工與員工，和幸齡者共寢共食，彼此像「家人」般互相照顧，相信人生最後時刻更要享受日常天倫。

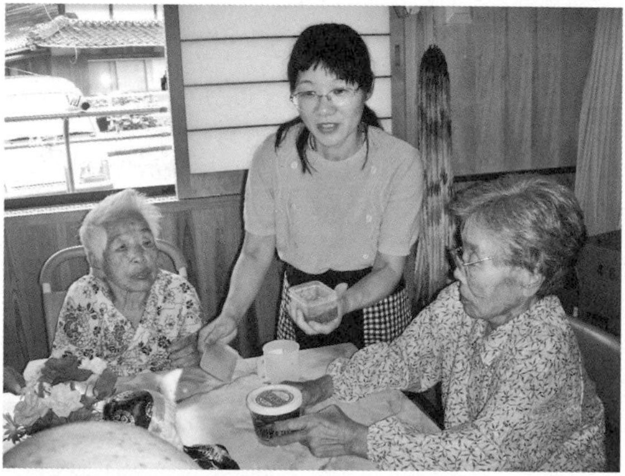

平安之家會主動為幸齡者設計個別菜單，
增加他們的用餐樂趣。

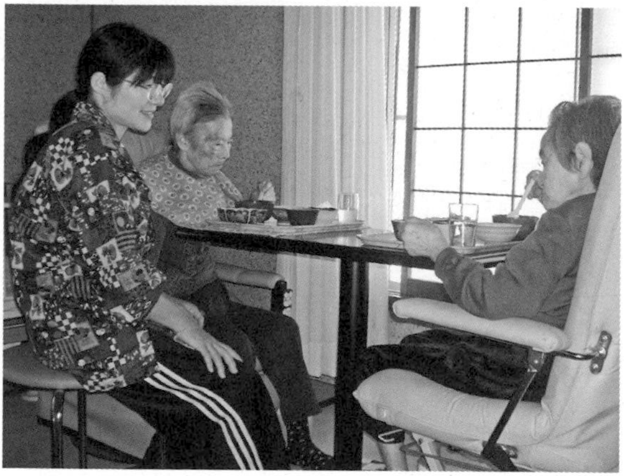

配合幸齡者的用餐節奏，有時邊吃邊打瞌睡，
小睡片刻後再繼續吃，是常有的事。

在這裡愛比證照更重要

平安之家接受精神障礙者擔任有補貼的義工，橫山女士就是其中之一。之前，她在鄰島的社福機構工作，那裡提供身心障礙者生活及職業訓練，並協助就業自立。

平安之家義工最重要的條件是人品好。我們的義工共十二人，其中有人曾當過護士。負責帶領義工的，是擁有護士證的正式員工松山美由紀女士。

和松山女士的相遇實在有趣，那時我還在福岡的養老院上班。在面試員工時，我一下子被松山女士吸引住了。

「我想學習生死學」——她的話讓我很震撼，心想也許有一天能與她共事。創辦平安之家後，我立刻聯繫松山女士，她非常爽快地答應來當我助手。也許因為她深刻理解我的志向又全力以赴，外界常誤以為我們是姐妹。聰明的她完美地扮演了妹妹的角色，對此我感激不盡。

要讓平安之家成為一天二十四小時、一年三百六十五天都能感受到人情溫暖的家，義工的力量不可或缺。

有天，夜班義工廣澤照子女士（當時五十二歲）說她什麼合格證書都沒有，我對她說：「沒關係，這裡不需任何資格證書，我們需要的是愛。」

雖說如此，我們還是能領取一天兩小時半的看護保險報酬。為失能的高齡者換尿布，便能從他們那裡拿到酬勞，現代社會的運作邏輯令我感到不解。如果幫助有困難的人是為了報酬，精神未免太貧瘠了吧？

一開始對看護幸齡者還有些猶豫的廣澤女士，現在與其說是義工，更像是平安之家大家庭的一員，總是盡心盡力地奉獻。

她希望自己未來也能入住平安之家。

她說：「我媽如果老到不能動了，我就送她來這裡，自己照顧。等我自己老了不能動了，也要來這裡，拜託了。」她母親當時已年逾八十。

「我讓父母操心一輩子，想照顧他們直到最後，所以才回到島上。人一定要好好善待父母啊！」每年都有許多島外的年輕人來當義工，感受幸齡者的慈祥和島民豐富的精神世界，並發現全新的自己，然後再展翅而回。

「掃除學習會」的支持與啟示

平安之家使用的是茅廁，每月都要請人清理。島上不像都市有專業挑糞工，幫我們挑糞的是位兼職木匠，就算通知了，他也不能立刻趕來。平安之家的挑糞時間固定在每月第一和第三個週日，如果不小心忘記預約，就得自己挑糞。

終於，這個讓人害怕的日子還是到來了。「誰來挑？還是柴田女士吧！」平安之家的工作人員們自顧自地說起來，眼神紛紛看向我，我無處可逃。快八十歲的義工淺野良子女士看不下去，跳出來說：「我來挑吧，隨時都行！」

她果然很熟練。據說從前人人大都挑過。最近，那位幫我們挑糞的木匠，他太太也來「平安之家」當義工，這樣一來，我們就不會再忘記預約挑糞，總算放了心。但我覺得挑糞也是打掃廁所的重要一環，曾挑戰多次。無論什麼事，只要用心去做，都能學到很多東西。

透過掃廁所磨練心性——「黃帽」公司創始人鍵山秀三郎先生發起的「日本美化協會」，正在全國各地推廣獨特的集體學習營隊——「掃除學習會」。

鍵山先生也是平安之家的支持者，他真心贊同我的志向，在「掃除學習會」幫我安排很多場演講；不僅如此，當他聽說知夫里島沒有書店，多次寄給我好幾箱書，那些書現在都還收在島上的公民館和中小學校裡，成為青少年教育的重要助力。我和鍵山先生的互動已持續十年以上了。

每次受邀去全國各地的「掃除學習會」演講，我都會講關於知夫里島的生活及幸齡者的看護經驗。

參加者從企業人士到攜帶家眷的上班族應有盡有。大家共同心願就是磨練心性，所以都聽得很認真，對此我十分欣慰。

演講結束後，照例進行掃除活動，參加者全員到當地的中小學打掃廁所。

我也拿著抹布，默默地擦洗便器近兩小時，一個地方反覆擦五十次，擦得便器越來越亮。

「你瞧，變得這麼乾淨！」

「真的，看起來好舒服啊！」

每個人都會不由自主地這樣說，那種充實感實在不可思議。看護工作也一樣，正是因為有幸齡者所給予的充實，我才得以立足世界。

幫幸齡者換尿布時，無論是尿或屎，一看到排泄物很多，我就高興，如果沒有排泄物，我就非常擔心。我會一邊判斷他們當天的身體狀況，一邊幫他們輕輕擦乾，用溫水清洗，最後再換上新的尿布。

當手觸摸到老人們柔軟的肌膚時，彷彿自己的心也被洗滌過，變得清爽，真是不可思議，也許這是神佛賜予我們這些從事看護工作者的獎勵吧！

少女小唯的轉變

坐上渡輪，風暴來了，我借了條毛毯，裹在二等艙寬廣的大廳裡小睡片刻。

兩小時後，渡輪到達境港，才搭上開往松江的巴士沒多久，手機就響了，是為了實現舞蹈夢想而離開平安之家的松本唯（當時十七歲）打來的：「我想回島上……。」

去年三月底，她第一次來知夫里島，當時因高中入學考試失利而沮喪，為「尋找自我」，來到母親工作的平安之家。

她主動幫忙做飯，跟著擅長料理的義工學習，和剛捕獲的活魚搏鬥。在城市長大的她，看到活魚在砧板上活蹦亂跳，一開始不知所措，期間也因挫折多次流下眼淚，我在心裡悄悄為她加油。

平安之家禁用吸塵器，要用掃帚輕輕地掃地，以免房間揚起灰塵，更不能驚擾到臥床的幸齡者。

工作人員都要練習靜心，時時留意幸齡者的感受。小唯一開始不會用掃帚，後來漸漸掌握訣竅，連打掃的表情都變得專注且柔和，讓人有些不敢相信自己的眼睛。

在平安之家生活了八個月左右，小唯完全成了大家庭的一員。我被她專心一意的精神打動，為她寫了義工獎推薦文。

這個獎在日本、美國、韓國、台灣等地都有舉辦，是為了獎勵青少年參與義工活動。在日本，每年會從超過三千件申請文件中選出一百名，頒發補助金。小唯成功獲獎，並把活動補助金捐給了平安之家。

為追求夢想，她回福岡學習舞蹈。「小唯從即將步下人生舞台的幸齡者身上，充分學到做人的和善與優雅，她一定能成為一名打動觀眾的優秀舞台演員。」我這樣想。

一年後，十七歲的她挺直身子，再次出現在我面前。

她深深一鞠躬後說：「我終於取得居家看護二級資格了，『平安之家』是我的第二故鄉，為了找回在都市生活中就快迷失的自己，我又回來了，請多關照！」

福岡生活彷彿一連串的考驗，為追求夢想而離島，卻又因人際關係而陷入煩惱孤獨。精神壓力促使她再度重新審視自己的生活方式，從而投身看護世界中。

「每次發生問題只會指責對方而不去解決，這只會讓問題更複雜，最終給自己帶來危機。當我明白這個道理，只想再回到島上，重新審視自己，進一步磨礪自己的心性，讓自己成長得更像一個健全的人。我曾以為不會遇上那麼辛苦的生活……。現在我什麼困惑都沒了。」

這番話超越了一個十七歲少女的勇敢與果斷。我告訴她：「小唯，妳拿到『幸福護照』了，我們會一直在妳身邊支持妳！任何時候都歡迎回平安之家！」

知夫里島上沒便利超商也沒速食店，更別說什麼便當店、麵包店、服飾店和鞋店了，只有幾家食品小舖而已。

由於人口老化，年輕人喜歡的霜淇淋，這裡也只夏天才賣，蛋糕則是冬季限定。但在這個和都市生活完全兩樣的島上，小唯看到了希望，所以她回來了。

在平安之家的八個月時間裡，她盡心盡力照顧幸齡者，所以才拿到「幸福護照」。對於她有能力戰勝人生風浪的堅強，我由衷喝彩。今後，她將進一步感受等待和忍耐的可貴，並體認無論如何祈求也無法立刻滿足欲求的現實。

現在，十七歲少女為自己選擇了充滿不便的離島生活。似乎從幸齡者身上，她明白了「人生意義就在煩惱之中」的道理。

每每想到這孩子又成長了，我就激動不已。

視障者川口立志作「心靈療癒者」

初春時節，透過青年服務協會引介，一位來自栃木縣的男子加入平安之家團隊，他是新員工川口安夫（當時三十五歲）。我至今記得第一次跟他通電話的情景。

「我的眼睛完全看不見，但我覺得應該有我能做的事。能不能讓我在平安之家工作？」

我毫不猶豫地回答：「請一定要來，只需帶『勇氣』來就可以了。」

他說自己是在二十六歲那年喪失視力，一直痛苦徬徨，直到遇見一位溫柔的護士，才感受到生命的希望。

後來進入專科學校並取得按摩師資格證，在飯店謀得一份專職按摩師的工作，但總覺得還有些缺憾。無意間發現，上門按摩的人多數不只肉體疲勞，心也很累，而按摩無法消除心累，所以他希望自己能夠從事為心靈「療傷」的工作。

好不容易找到平安之家的工作，一見面他就說：「希望自己成為身障者的希望之光。」

為了推動建立一個讓身障者活得有尊嚴的社會，他到島上後持續用點字機打字。據說視障者中會點字的不到百分之十，他堅持用點字機打出自己想說的話，以此證明身障者雖不如一般人方便，但也能做到很多事。

他剛來平安之家時，負責坐在奈津女士身邊，餵她吃飯。只要有川口先生在身邊，奈津女士就很安心。

一次就在他餵奈津女士吃飽飯後，從座位起身時，平時放在別處的大屏風擋在他的面前。

「危險！」奈津女士立刻大喊出聲。我其實並沒有將川口先生全盲的事告訴入住的幸齡者們。

「謝謝您，奈津女士。原來您早知道川口先生看不見啊！」

「這沒什麼。」奈津女士對有點吃驚的我說。

實際上她早發現川口的視障，只是沒說出口，怕他在意。當時在場的每個人都被奈津女士的體貼所感動，最感動的當然是川口先生。

由此更可見，切莫以為幸齡者不知不覺，真心相待是很重要的。

奈津女士只要感受不到身邊有人走動，就會大聲叫：「有人在嗎？」

這時川口先生就會回答：「什麼事？」

「沒事，老人家怕寂寞，身邊有人就行啦！」奈津女士顯得很開心。

這樣的對話每天都在「平安之家」上演，也令我深感慰藉。對奈津女士來說，川口不可或缺，反過來，川口先生也同樣需要奈津女士。

「和顏悅色施」是寶貴的無財布施之一

有一次患失智症的辻本昭二先生（當時八十一歲）在床上大便，連手上也沾滿了大便。原來他把藤田幸子女士的床當廁所了。

「我們先去洗洗手吧！」我把昭二先生帶到洗手間。

「用肥皂……」雖然不大清楚，但我聽起來昭二先生是這樣說的。他似乎以為手上沾到的大便是肥皂，除了這次之外，我從沒聽過他說話，在那之後也是。

好不容易把他的手沖洗乾淨，然後牽著他進到寬大的浴室，用蓮蓬頭為他沖澡。通常這種時候，多數幸齡者會生氣地說：「這麼冷，妳要幹什麼？」但昭二先生卻很高興，笑容滿面。

我用毛巾把昭二先生裹起來，然後情不自禁地緊緊抱住了他。昭二先生的友善解放了我的心，他的笑容則輕柔地擁抱了我的心。有句話說：失智是上天賜給人類的最後禮物。昭二先生似乎已忘了如何說話，只剩下快樂的微笑。笑容不也是上帝的禮物嗎？雖然無法用言語溝通，但笑容讓心得到療癒和救贖。

和昭二先生相識過程中，我偶然接觸到佛教說的「無財七施」。

（國森康弘－攝）

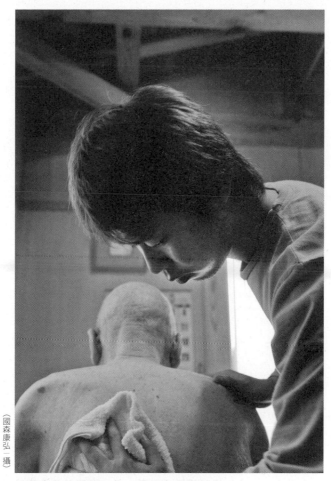

繁瑣辛苦的看護工作，看似為長者付出，
其實也是看護工作者磨礪心性的機會。

「無財」也寫作「無財產」，意思是即使人沒錢，也有七件好事可做。其中之一正是「和顏悅色施」，也就是面帶溫柔、以親切的笑容和他人相處，這是沒財產的我也可以做到的布施。

我曾擔任過日本一間麥當勞的店長，致力推動「微笑0元（編按：日本麥當勞菜單上提供「加點微笑」這個選項，點餐時向店員要求加點，就可以獲得店員的笑容。）」的員工微笑服務教育，每年花費上千萬日元在門市宣導「微笑0元」，獲得了巨大效益。

但當時只為追求眼前利益，而在臉上堆出笑容的我，根本不知道什麼是真正的笑容，直到看到幸齡者臉上的笑容，我才真切感受到，這是上帝所賜之物，可引導人們走進幸福之門。

我把幸子女士的床清理乾淨，但開著暖氣的房間裡還是充滿了屎尿的騷臭。窗戶一打開，寒風又灌進來。我把床單全拆下來，又把床墊拿到外頭曬，緊接著清理地板。過程中，幸子女士一直坐在輪椅上看著我。

「對不起，讓您受凍了！昭二先生不是故意的，請原諒他！」看著不斷道歉的我，幸子女士笑著說：「你們也很辛苦啊，我要努力不像他那樣給你們添麻煩！」

如果有人在我晚上睡覺的床上拉尿，我能像她那樣寬宏大量嗎？我沒有這個自信。如果不透過看護工作進一步磨礪心性，而只停留在打點幸齡者日常生活上，不可能擁有昭二先生那樣的笑容，也無法懷有幸子女士那樣開闊的心胸。

德蕾莎修女在《德蕾莎修女的愛與祈禱語錄》（ＰＨＰ研究所出版）一書中有這樣一段話：「如果我們的工作只是擦洗病人的身體，餵他們吃飯、吃藥，我們的康復中心應早關門了吧。康復中心最重要的任務是提供每個人接近彼此靈魂的機會。」

我差點丟失最重要的東西。現在，平安之家每天都提供我磨礪心性的機會，我熱切希望自己成為接近幸齡者靈魂之人。

送到鹿兒島的感恩千紙鶴

食堂桌上擺著午餐菜餚，有可直接當配菜食用的味噌、醬煮魚、蠑螺飯以及醃神葉（海藻醃製品），全是本地特色料理。其中在海藻中加入蘿蔔乾、胡蘿蔔和山椒的「醃神葉」是島上最具代表性的醃菜，也是「平安之家」工作人員的最愛。「神葉」是二月份開始收成的一種海藻，有其它藻類沒有的爽脆口感。

工作人員和義工八人圍坐一張桌上吃飯，這對我來說是無比幸福的時刻。其中有位女士是來參觀學習的，住在都市的她鮮少有機會跟這麼多人吃飯。她高興地說：「我都是一個人用餐，從來沒有像這樣和許多人一起圍著餐桌吃飯。吃飯就得大家一塊兒吃才好吃，我真羨慕各位呀！」

餐後，我和義工們一起折千紙鶴（編按：由一千隻紙鶴的摺紙串連而成，據傳廣島核爆後一位倖存少女多年後得病，於病榻中用白色藥包紙折紙鶴祈福，後來仍不幸過世，紙鶴遂成了和平的象徵，也代表祝福身體健康之意。），彩紙是資助者捐贈的，因為不是專門用來折紙的，所以顏色和形狀都不太一致，儘管如此，大家還是折得很用心，因為我們要把這些紙鶴送給鹿兒島縣的志風忠義先生（當時六十五歲）。

志風先生罹患難以醫治的肌肉萎縮症，臥病在床，在醫院度過了三十年。為支持我們的活動，他號召朋友們共同出力，捐贈我們一部輪椅。這對當時買不起輪椅的我們來說，是一大喜事。我們想表達感謝之意。討論後，大家決定折千紙鶴。我們把休息時間都拿來折，一隻一隻小心地折，把心裡的祈福都傾注到彩紙上了。

看著好不容易折完的千紙鶴，我為難了，因為我想親手交給志風先生，但怎麼送去鹿兒島呢？

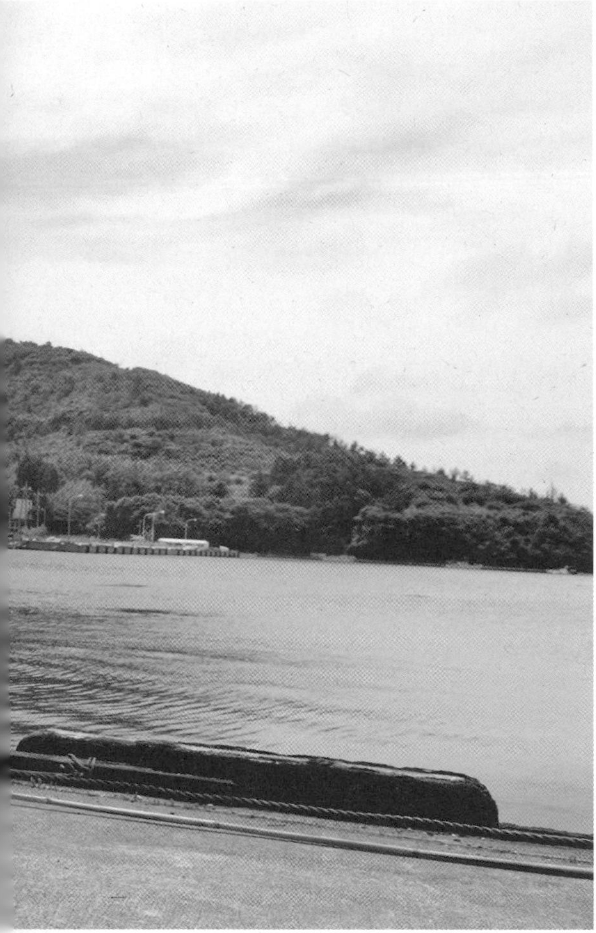

我外出期間，平安之家的事務必須委託其他看護人員代理，還有交通費的問題。見我愁容滿面，看護松山女士說：「請親手交給他吧，這樣表達真心不正是我們的信念嗎？」

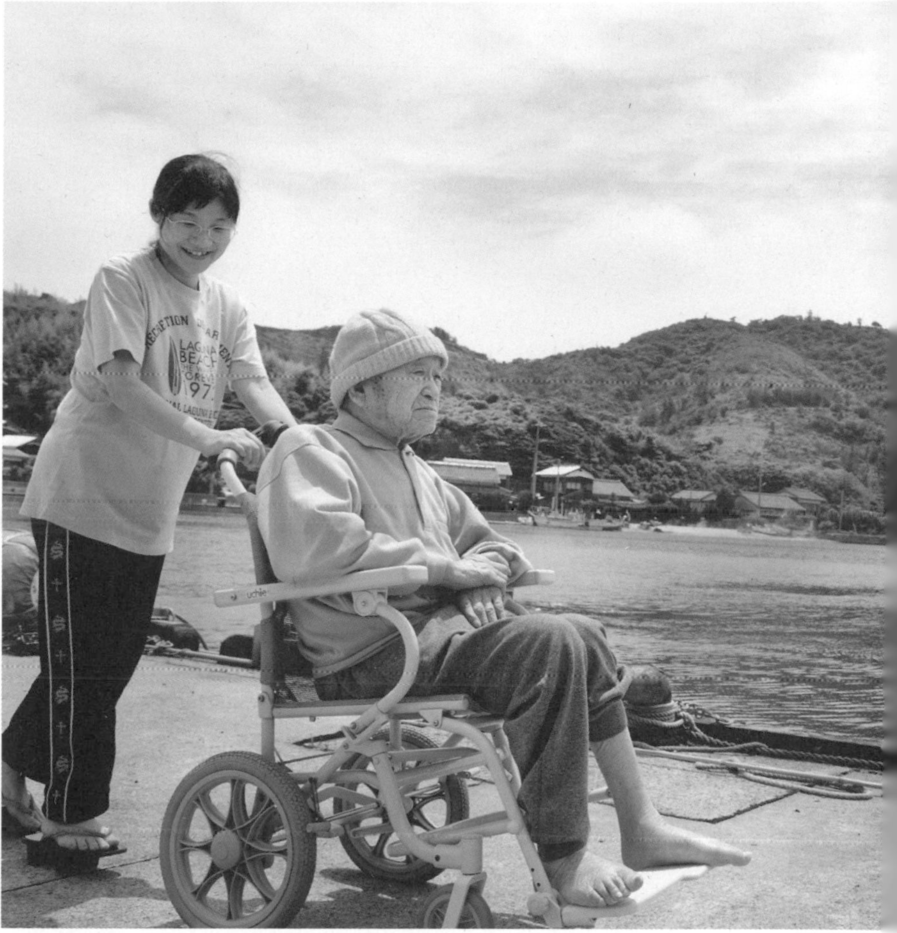

（國森康弘－攝）

不同於制式化的老人福利機構，平安之家以家庭生活模式照護幸齡者，意外成為社會焦點。（柴田久美子陪長者看海曬太陽）

受到她的鼓舞，我啟程前往內地。碰巧姐姐從九州宮崎回出雲老家，正準備返回，我便搭她的便車，從出雲到宮崎開了約十一個小時的車，然後再從宮崎搭乘三個小時的國道客運。抵達鹿兒島時，已經過了晚上會面時間。我在車站前便宜的商務旅館住了一晚，第二天早上就急忙趕去志風先生所在的醫院。

志風先生坐在電動輪椅上，滿臉溫和的笑容。肌肉萎縮症是由於肌肉萎縮而導致漸失行動能力的一種疾病，據說他每晚都要按鈴十次以上，呼叫護士來幫忙翻身，這樣的生活持續了三十年。

「希望我不被肉體的痛苦壓垮，保持優雅與和善，微笑著活下去！」爽朗、堅毅的志風先生讓我深受感動。我只能停留大約一個小時左右，因為第二天我必須搭渡輪回島。雖然時間短暫，但志風先生已完全接受到「平安之家」眾人的真心，我打心裡肯定這趟鹿兒島之行。

據說我們送的千紙鶴至今仍鼓勵著志風先生，每回想起當時情景，我就會提起更大的勇氣。

祈禱者與被祈禱者都會因祈禱而受到心靈療癒，所以我希望自己無論面對多微小的事都能時時祈禱。

不可思議的善緣義行

無特殊看護設備，只如一般民宅的平安之家，默默地登上了報紙、雜誌和廣播，被媒體大肆報導。現在，不論城市或鄉村，要建立擁有最新醫療設備的漂亮老人福利機構一點都不難，但平安之家最大的特色，就是擁有每個家庭都能見到的場景——日常天倫。

我們和幸齡者共寢共食，每天陪他們或哭或笑。在「家人」照顧下，幸齡者在生活中老去，安靜迎接人生的最後時刻。「平安之家」很快擁有全國知名度。

參訪者絡繹不絕，有時還會接到意想不到的電話，如「盛和塾」。

盛和塾公司社長參訪團帶來鼓勵

當盛和塾向我們提出參觀申請時，我簡直不敢相信自己的耳朵。盛和塾是京瓷創始人稻盛和夫先生為培養年輕經營者而設立的經營教育機構，全國各地都有分支，塾生都是活躍在競爭市場第一線的公司社長，他們主動要求來訪（共三十人），讓我非常驚訝。

說起來，我也曾是一名在速食業界與對手競爭、衝鋒陷陣的戰士，在日本麥當勞藤田田社長旗下，為改變日本飲食文化而拚命工作。

但我終究無法適應一味追求效率和競爭的商業社會，於是毅然拋棄了地位、名譽和財產，進入看護行業，希望找回有人情味的生活方式。

也許因為這個緣故，我一開始以為盛和塾的人一定很難親近，但實際上我完全錯了。

稻盛先生開設盛和塾的目的，正為提醒企業經營者不要只追求眼前利益，不要自私自利。稻盛先生相信，為社會、他人奉獻力量才是做人的最高尚行為。

在他的指導下，塾生們學習人的活法（人生哲學）和作為經營者的正確心態（經營哲學），並努力實踐。

接到電話後幾天，盛和塾一行人來到島上。他們想透過音樂和島上居民深入交流，所以帶來了中國歌手李廣宏先生。

我們借鋼琴在小學禮堂舉行了一場音樂會，有一百多人參加。李先生用心演繹許多日語歌曲，如《媽媽的歌》、《故鄉》……等，讓我們非常感動。

終於來到參訪「平安之家」的行程了。

或許「平安之家」樸實無華的老舊建築讓這些社長感到新鮮，他們在聽我解說時顯得輕鬆愉快。當晚聯歡會上，FELISSIMO董事長矢崎勝彥先生說了一番鼓勵的話：「今天，李先生的歌喚醒了我們的良知；而柴田女士讓我們懂得疼惜父母。良知和父母都是珍寶，這就是我們今天所學到的東西。」

我非常高興，認真聽我解說的塾生們的態度令人感動。其中有人問我，在大城市裡是否無法做到像平安之家這樣的看護方式？在演講會上，也常有人問這個問題。

「不是這樣的！只要立志去做，沒有做不成的事。我一心希望能在全國各地設立平安之家，如果在每個小學學區都建上一所，幸齡者的生活就會大大改善。每個人都應該平等享有這樣的自由，那就是——能待在熟悉的環境及家人身邊臨終。」

很多幸齡者希望在家中過世，但大部分無法如願，這是我們必須嚴肅面對的現實，不能將這樣的遺憾再留給後代。現今普遍強調生命尊嚴，卻放任現實這樣下去，未免太讓人寒心。

靜岡建築師的三十張設計圖

隨著夏天臨近，知夫里島來了很多釣客，從渡輪下來的人個個肩背釣竿漁具包，手上提著冷藏箱。釣客群裡，有一位鈴木敬雄先生（當時五十六歲），這是他第三次來島上。

他是一級建築師，在靜岡縣開了一家建築設計事務所。他第一次上島，是因為聽我的演講，贊同我的觀點，所以特別前來平安之家參觀。那次，我向他提到平安之家空間過於狹小的問題。平安之家九坪（十八張榻榻米大小）的大廳空間只能接待三位幸齡者，連義工休息的地方都沒有。隔壁間的餐廳則擠滿了糊信封、用點字機打字及做飯的工作人員。

「請允許我幫您一個忙！」鈴木先生一句話，我自創設平安之家以來一直掛念著的擴建計畫就此啟動。

站在碼頭上的鈴木先生，手裡握的不是釣竿，而是三十張設計圖。我預感設計圖裡一定有很多巧妙創意，但資金遠遠不足，擴建計畫的捐款申請也受挫停頓了。但他帶著設計圖千里迢迢而來，我不忍告訴他，為此我充滿歉疚，畢竟要確保資金到位不是件容易的事，我有些動搖了。

就在我焦頭爛額時，平安之家資助者小林正樹先生打電話給我。他在靜岡經營公司，同時創立了一個名叫「生命交響樂」的學習會，擔任會長。

我在平成十一年（一九九九年）認識他，那次他在名古屋舉辦學習會，邀請我去演講，之後，他開始在全國各地幫我舉辦演講會。

二十二封手寫感謝信

電話裡，小林先生提議用演講會的收入來補足資金。這樣說不定就能籌到足夠的資金，不，我相信一定能籌齊擴建經費。但這樣增加了小林先生的負擔，因為他是利用工作空檔無償幫我籌劃。一場演講從策劃到舉辦，一定付出很多辛勞，但他從不喊累，和我一起全國東奔西走。在他鼎力支持下，平安之家擴建計畫終於順利完成。

我現在活在許多善意的支持之中，有每週送來二十份自製烏龍麵的京都藥師庵、提供幸齡者尿布的大阪CREAT會社，還有透過平安之家轉介，捐書給知夫里島的黃帽公司等。平安之家在無數好心人支持下得以運作，和他們比起來，我所做的實在微不足道。

我一邊回憶每位援助者的面貌，一邊合掌感恩，我想哪怕只能做到他們的千分之一或萬分之一也好。我在心裡發誓，一定要把平安之家經營得更好，以報答他們的恩情。

終於要舉辦平安之家擴建的落成儀式了，本來我沒想過要辦，覺得不宜再耗費援助者的善意了，但小林先生以個人名義為我們設宴祝賀，平安之家工作人員都受邀到島上唯一的飯店，職員加義工總共二十二人聚在一起。

義工中最高齡者當時為七十八歲，最年輕者三十歲，團隊成員都開朗樂觀。當我想到是這麼多人在照護三位幸齡者時，一股暖流湧上心頭。

儀式一開始，小林先生高聲宣讀了二十二張手寫感謝信，每一張都不同。他花了四天寫這些感謝信，讓我們又驚又喜。

他也為無法到場的義工小野田秀雄先生（當時六十五歲）準備了感謝信，我代為接受，會後送到小野田先生的家裡。

感謝信內容如下：

致　小野田秀雄先生

您深刻理解平安之家的創立宗旨及柴田久美子女士的志向，並作為義工獻身於看護幸齡者的工作，這是連天地都為之欣喜的一大美事。平安之家能夠繼續辦下去，完全得益於小野田秀雄先生的貢獻。

值此擴建計畫完成之際，為了對您的無私奉獻表達敬意，特奉上感謝信一封。

平成十五年（二〇〇三年）十月二十五日

平安之家粉絲俱樂部自封部長　小林正樹敬上

小野田先生愣愣地注視著站在玄關為他讀感謝信的我。幾天後，我收到他要回寄給小林先生的信，他說那是在我送感謝信給他後的兩天裡，他翻字典寫出來的：

小林老師：

聽說您為了給我們寫感謝信，花了好幾天時間，真的很感謝！

能收到您的感謝信，我們深以為榮！

我出生在這個島上，從小在海邊長大。從小學五、六年級開始就和父親一起出海捕烏賊。可能因為這個工作的緣故，我二十五歲就得了病，近四十五年來一直反覆進出醫院。

但我很幸福有四個孩子。現在我的生活過得輕鬆自在，孫輩共有九人，每天過得很幸福。孩子們要我不要再工作，快快樂樂地安度晚年。但當有人問我能不能當義工看護老人時，我還是去試，結果就被柴田女士留下了，柴田女士真是個好人。現在的「平安之家」已有十幾位義工，因為場地狹小，前幾天還進行了擴建，真是不簡單！

我們衷心祝願柴田女士的明天更美好！

小野田秀雄

小林先生在寄來的回信裡寫到「這是我收到最棒的信」，並摘錄了小野田先生信裡的內容。從這兩位身上，我學到了用心待人的真諦。

幾天後，小野田先生偷偷叫住我，塞給我一個禮金袋，白色的禮金袋上寫著「恭賀」字樣，想到他帶來這個禮金袋的心情，我感受到一股暖流。

高中校友成立募款後援會

我的恩師島根大學醫學系的市川真澄教授也寄來祝賀信，信上寫著：「恭喜擴建！也許未來三年會很辛苦，但請踏實、穩健地推進事業向前發展！我希望能幫妳更多……。」

市川教授想幫我一把，於是號召我高中母校的校友們共同出力，成立了「柴田久美子後援會」，由時任小學教師的金築辰明先生（當時五十二歲）出任發起人，市川教授任代表。

平安之家不是公立養老院，也不是民間養老機構，而是以非營利組織NPO法人在營運。雖然是指定居家看護單位，但即使看護程度達到五級的對象，一天也只能請領兩個半小時的看護費用，剩下二十一個半小時全屬義務服務。

然而，義工無法包辦所有工作，我們也沒有財力雇請臨時工，換句話說，連《勞動法》規定的最低薪資也付不起，因此只能用微薄「謝禮」，以「有補貼的義工」形式請他們幫忙。

正式員工的薪資當然也很低。當我在公共職業安定所提交薪資資料時，承辦人員目瞪口呆：「這金額遠不及最低薪資水準啊！」

平安之家的薪資大概是全國最低的了，聽聞此事的市川教授於是發起成立「柴田久美子後援會」，由出任發起人的金築先生寫信給校友，號召大家捐款。他在信中說：

> 柴田女士他們收取的是國家規定的最低費用，勉強只有十萬多日元，沒有得到中央、縣、村等各級政府的一分錢補助。當然，柴田女士已經很滿足，因為不是為錢而工作，但畢竟太窮，要實現她的理念還存在很多限制。

大社町町長田中和彥先生舉辦「和高齡者同行」座談會，希望多少能支持柴田女士的工作。希望我們這些同學也能幫幫她，提供一些援助，拜託！

由於市川教授和金築先生的努力，平安之家每年六月和十二月都能收到來自「柴田久美子後援會」的捐款。

「你有很棒的朋友呢！」每當腦海中浮現市川教授一邊和我分享喜悅、一邊笑著這麼說的神情，我都深切感念四十九位同學的真心誠意。

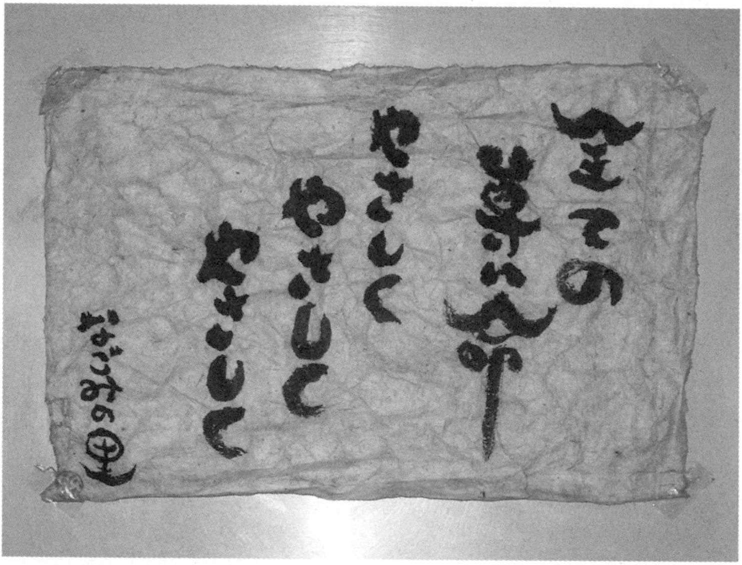
全ての尊い命
やさしく
やさしく
やさしく
なごみの里

平安之家牆上貼著這樣的提醒：
「溫柔地、溫柔地對待所有尊貴的生命」。

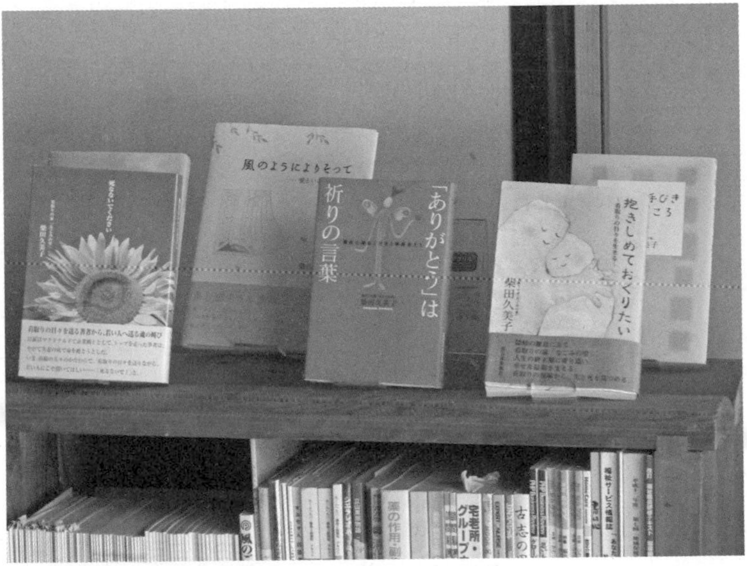

立在平安之家書櫃上的是，
柴田久美子一系列善終守護相關著作。

第四章 生死

本是一體 同樣尊貴

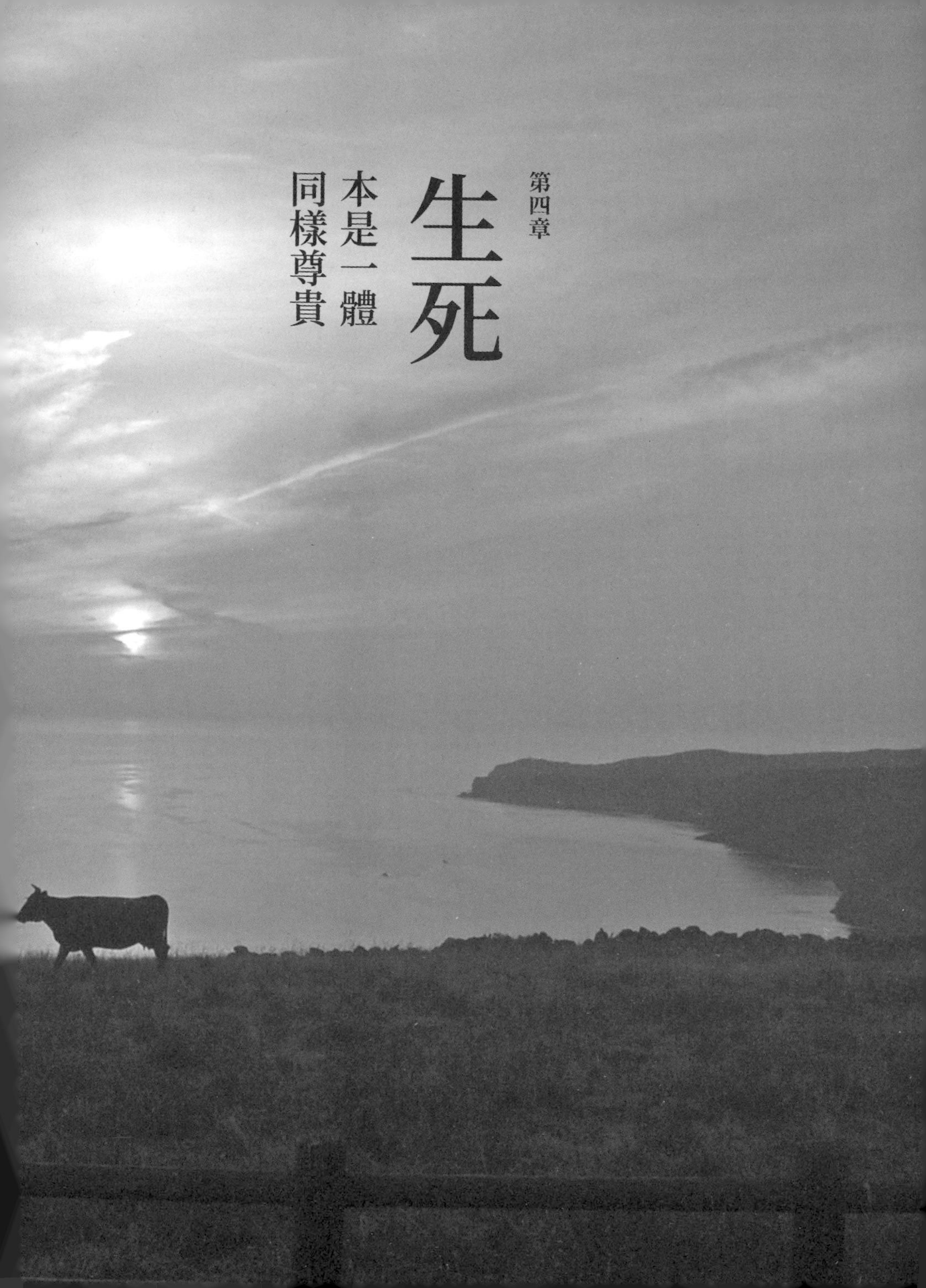

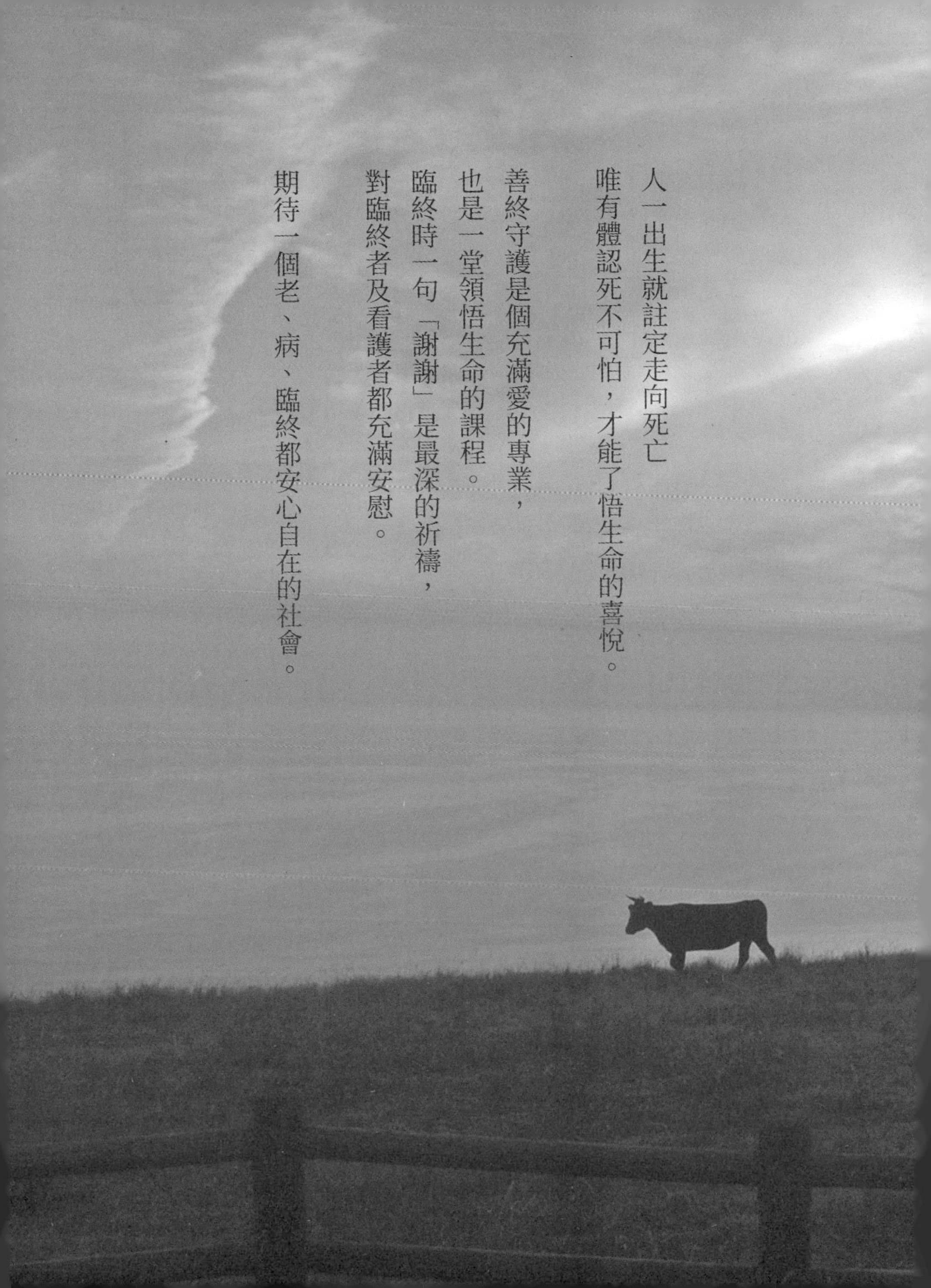

人一出生就註定走向死亡
唯有體認死不可怕，才能了悟生命的喜悅。

善終守護是個充滿愛的專業，
也是一堂領悟生命的課程。
臨終時一句「謝謝」是最深的祈禱，
對臨終者及看護者都充滿安慰。

期待一個老、病、臨終都安心自在的社會。

一味「求活」好嗎？

等待得越久，喜悅越大。我移居到島上後，才明白等待的寶貴。

冬天只要有演講行程，我都會提前兩天離島，但有時仍會因風浪而臨時無法成行，對主辦單位來說，要向現場幾百人說明致歉，真是頭痛。但除了祈禱，我別無他法。

最近，在關注天氣預報的同時，我開始請教漁民。與日本海的惡浪搏鬥數十年的老手，以豐富經驗培養出來的智慧和敏銳直覺，預測甚至比科學氣象報告更精準。

這次，我一如往常向漁民請教天氣預測，然後出發去內地演講。途中，我讀起《我正在變成誰？》這本書，作者是克莉絲汀·伯頓(Christine Boden) 女士，目前擔任國際阿茲海默症協會理事，之前曾任澳大利亞總理暨內閣部一等助理祕書，長期活躍於政壇。她四十六歲時被診斷出患有阿茲海默症，人生從此逆轉。為了冷靜客觀地面對自己的疾病，她寫了這本書，呼籲全球關注失智症議題。

書中傳遞了這樣的訊息：

「雖然我是失智症患者，但我並不害怕或覺得可恥而躲起來。我知道失智症和其它疾病一樣，只是一種病。失智症患者也應被敬重並擁有尊嚴。即使我們是失智症患者，行為難以理解，也請將我們當有價值的人來尊重。」

即使罹患阿茲海默症，依然擁有內在人格核心的個體精神。明瞭這一點後，她看到了一線希望：「不管處於人生哪個階段，『我』只是以不同形態展現出來；其獨特本質，將伴隨我終身，今後我一定會活得更真實！」她克服了可能「變成另一個人」的恐懼，讓我打心底感動。

媒體談論老年生活時，總聚焦在「健康長壽」上，雖然這的確是幸齡者的願望，但同時也反而造成多數人對老年生活的擔憂，以及對死亡的恐懼。因此，對此我向來持保留態度，總覺得那樣一味追求活著的價值，其實忽略了老、病、死這三個同等重要的人生階段。

失智萬歲、臥床萬歲、人類萬歲

人只要出生在世，不可避免要經歷老、病、死，可能因病臥床，也可能患上失智症，而且最終都得一死，我們必須視其為必然並接受。正因此，我們應建立一個就算臥病在床、罹患失智症也能安心生活的社會。

為此，我總在演講時宣導「失智萬歲、臥床萬歲、人類萬歲」的理念。

與我志同道合、也是平安之家資助者的新石須久先生（當時六十一歲）曾在松江市為我策劃籌辦演講會。演講中，我發現最前排座位有位聽眾，很認真地注視著我，眼裡還不時淚光閃閃。

演講結束後，他來對我說：「妳好溫柔啊！」並緊緊握住我的手。瞬間，我感到無法言傳的溫暖。之後主辦單位才告訴我，這位九十歲的幸齡者患有失智症，因為想聽我演講，看護特別陪同來到現場。

我理解他在聆聽演講中流淚的原因，一定是和其他幸齡者一樣，每天過著惴惴不安的日子。

無論是誰，罹患失智症就會被失去自我的不安淹沒，臨終又會為不知將去哪裡、可能轉世為誰而恐慌，所以他想聽我的看護經驗。我提到「即使失智也不會喪失感性」、「死亡絕不是件痛苦的事」等觀點深深震撼了他的心。他握著我的手，稱讚我好溫柔，難道不正是失智幸齡者並未喪失身而為人的感性最好的證明嗎？每當想到這裡，我的心就暖呼呼的。

坐在最前排專心聽講的還有另一位女士，她是出雲市民醫院護士長河瀨桂子女士（當時四十八歲），已故家母住院時承蒙她照顧頗多，她也在演講結束後，過來給我鼓勵：「醫院每天努力改進，希望讓患者以想要的方式走完人生。今後我們將與患者及家屬保持溝通，努力達成彼此的期望。請妳也要加油喔！」

離開前，河瀨女士偷偷塞給我一個信封，那是她號召醫院同事的捐款。因為他們知道，平安之家雖是《介護保險法》認定的居家看護單位，但經濟狀況相當拮据。

「您幫了我大忙了，真心感謝！」離開了演講會場時，我帶著滿心的感動和善意。

替亡者完成人生使命

今年夏天，為了準備義賣會與演講會，一群年輕義工從內地趕來，其中很多是第一次見面的新人，他們要與島上的義工一起工作。

這是平安之家每年唯一一場有收益的活動，我們借用薄毛區的大廣場舉行露天義賣，義賣品由島外贊助者提供，都是一些島上沒有的稀缺物品。

「忙完再去會場一定什麼都沒了！」從義工們每年的抱怨可想見活動盛況。島上一共也才七百多人，活動現場卻一下聚集了超過百人。

義賣大事完成後，工作人員才能暫時鬆一口氣。為了慰勞他們，我決定舉辦一次聚餐。

這時卻接到一通電話，是一位母親打來的，她十八歲的女兒今年春天自殺過世。

「我女兒在哭，如果不拿出辦法來、不快點趕過去……。」我彷彿看見電話那頭的她正嚎啕大哭。應該是因為我不忌諱死亡，演講的主題總與死亡相關，自從在全國進行巡迴演講以來，就常接到這類求助電話和信件。

「不要緊，您的女兒沒有哭，她一定是在對媽媽說『您要替我多活幾年』。請真誠接受女兒的心願，不要有錯誤的想法！」我說。

我也曾和一位自殺青年的母親懇談過，她怨恨自己無法阻止兒子自殺。但兒子肯定不希望自己的母親如此悲傷、痛苦，他已離開人世，一定會在另一個世界與祖先們一起為母親祈福。做母親的只有連同兒子的那份愛都貢獻出去，才能讓死者安息。

據說每年自殺人數約三萬兩千，我們不能讓任何一個人的死變得毫無意義，要全心全意祭奠他們的靈魂，用心感悟生命和愛的寶貴，同時回顧自己的人生，替自殺者活下去，完成他們的人生使命，這才是我們的任務。

相信人本來就註定「安樂地死」

前幾天，我收到一封電子郵件，是一位在家看護女兒的母親寫來的：

我是一位家住大阪的家庭主婦，今年四十一歲。去年十二月二十日，次女優香因腦瘤去世，她和病魔搏鬥了整整一年，那些日子真是充實而又意義非凡。

過世前一個月，她似乎顯現出靈性，看東西出現了疊影，似看到靈魂世界。她對我們說：

「我飛起來了」

「這裡有很多人，大家都在飛。不過也有走路的人」

「嚇死我了，這麼多人！他們在說恭喜呢！」

「要是能寫上我的名字就好了」

「寫在哪裡？」「翅膀上」

「我現在發光了喔」

「什麼顏色？」「很多種……」

優香去世的時間是十點四十三分，正是她出生的時刻。她說靈魂是不滅的，雖然肉體會消亡，但她還會繼續活著——好像是想讓我們夫婦安心，她給我們展示了各種現象。

優香陷入昏迷時，一位朋友說夢見了優香在學校和同學們一起玩耍的情景。另一位友人說，在葬禮現場，優香的同學上香時，腳下出現了藍色光環在滾動。

多數情況下，當腫瘤轉移到脊髓，身體會感受劇烈疼痛，但優香直到過世前都沒痛苦，還能和我們清晰對話，去世時就像睡著了一樣。

身為唯物主義者的丈夫，能夠相信靈魂的存在，我們夫婦是笑著送走優香的。我總覺得這一切都是優香為我們所做，想要讓我們成長。

現在，我每天都對優香的相片說謝謝。

我想讓您知道還有這樣的孩子（從她顯現出靈性後，就不覺得她是小孩了），所以特此去信。

能夠在家裡守著她直到最後，我覺得很幸福。

聽說優香的媽媽現在正致力於兒童義工工作，她要連優香的份一起努力活下去，一定是女兒的死讓她有所領悟。真是令人鼓舞的一段佳話。

人本來就註定「安樂地死」，因為相信這一點，我們才能得到「安樂地生」，不是嗎？

每個人都會面臨死亡，那時我們將肉體留在世上，靈魂回歸故鄉。很多幸齡者說那是另一個舒適而安樂的世界。

現在很多人會利用暑假到國內外旅行，一般人都是先確定了目的地才買機票，而不會先買票，再決定目的地。人生也是一樣，若不確定人生「終點站」（死亡），便無從得知自己該怎樣活。

我認為確定自己的目標並勇敢地活下去，才是真正的活法。

死，不必忌諱，那是我們回歸靈魂故鄉的日子，不該採取強行延命的過度醫療。事先確定好想要怎樣的結局，是很重要的。我們必須記住，臨終時就算不透過醫療，也能實現自然死亡。

醫生也認同善終守護

一踏出家門，就看到院子的角落匍匐著一隻鳥，我想幫牠，卻無法靠近，只好趕緊叫附近漁民來幫忙。那鳥比烏鴉大，是大水薙鳥的雛鳥，棲息在知夫里島外海一個叫大波加島的無人小島上，是國家自然保育類動物。看樣子這次是和親鳥一起飛往大波加島途中，氣力用盡而掉了下來。

「這種鳥只吃活魚。飛好了喔！」漁民抱著鳥，往面前的大海上輕輕放飛。這隻雛鳥好像答謝似地回望了一眼，然後振翅飛上天空。牠能平安飛回父母身邊嗎？目送著牠的身影，我默默祈禱著。

一回到平安之家就收到一封電子郵件，那是我在大阪演講時認識的一位女醫生寄來的：

一開始，我是在毫不瞭解平安之家的情況下去聽您演講的。平安之家正是我想從事的事業，我的理想是在一個能看見海、自然環境優美的地方，建立一個五張床位左右、家人也可暫住的護理機構。它應該是日式風格建築且充滿居家氣息。但當我一想到經營問題，就開始猶豫了，始終邁不出第一步。

聽了您的演講後，我很有感觸。自然死的說法，在某種意義上聽起來很美，但可能是身為醫生，我卻感到悲哀，好像所有的醫療行為都被否定似的。

醫生也是人，總是面對病人的苦痛，還要負起責任，所以自己也很煩惱，有很多醫護人員就因為受不了那種沉重的壓力，最後崩潰了。每年有上百人在我們的看護下死去，有時還會被病人在背後說壞話：「那位醫生會醫死人。」有些醫生借助酒精也無法入眠，最後不得不離開臨床崗位。我自己今年也送走了十多個病人。

我很多同事和前輩都死於過勞，醫生是個痛苦的職業。普通人一生中和死亡打交道的機會很有限，除了自己生病或親友死亡，平時根本不會接觸死亡。他們和我們醫生對死亡的認識明顯不同。該如何消除這種認識上的差異呢？我認為增加像「平安之家」

這樣的場所是個解決之道。

這位女醫生有著一雙年輕活潑又熾熱的眼睛，在人們對醫療的不信任感持續加劇的情況下，還有醫生煞費苦心地要重視人的尊嚴，讓我大受鼓舞。

只要有這些人在，醫療現狀一定會改觀，總有一天會有更多人認識到死亡的尊貴。我祈禱那一天早日到來。

邂逅三位天使

演講結束後，回到飯店房間，我從抽屜裡拿出佛教傳教協會的《佛教聖典》讀了起來。剛讀了幾頁，就被閻王爺審問下地獄惡人的故事吸引住了：

閻羅王問：「你在人世時，沒遇見三位天使嗎？」

罪人回答：「沒有。」

閻羅王又問：「那你沒有見過年老背駝、拄著拐杖、走路蹣跚的人嗎？」

「大王啊，那樣的老人，我見多了。」

「你見到了天使，卻不思自己正在變老而應及時行善，以致今日報應。」

第一位天使是老人。

接著，閻羅王又問：「你沒看到患病臥床、可憐落魄之人嗎？」

「大王啊，那樣的病人，我見多了。」

「你見到了被稱為病人的天使，卻不想自己也會患病，不免過於愚昧，以致今日報應。」

閻羅王告知第二位天使正是病人後，又問了最後一個問題：

「你沒見過身邊逝去的人嗎？」

「大王啊，死人我見多了。」

「你見到了給你警告的天使，卻不思死而怠於行善，以致今日報應。」

逝者便是第三位天使。

這故事讓我意識到，在看護世界裡，我是被許多天使所包圍著的。

送別的人該為臨終者做什麼？

我想起演講會上一位年輕人的提問：「最近看著祖父的遺容，我第一次懂得人是會死的。連距離醫院最近的我都沒趕上為祖父送終，他是一個人孤孤單單地走的，真是遺憾！儘管如此，我還是要感謝祖父，是他的死讓我有所改變。但是，假如當初我趕上了為祖父送終，我能為他做什麼呢？請告訴我！」

臨終時，送別的人該做什麼呢？

在臨終者身邊靜靜守護，緊握他的手並傳達感謝之意，這就夠了。當然，我們還要感謝臨終這個寶貴的時刻，因為即將離世之人會將肉眼看不見的大禮物——生命能量——交給身邊的人。接受這個能量並傳給下一代，這就是「生命接力棒」。

這個年輕人說他從小就在電視遊戲裡看到過很多死亡，但只要按下重置鍵，遊戲角色還能復活多次，而祖父再也不會醒來了。第一次面對真正的死亡後，他說：「過去的自己已經不存在了。」

透過善終守護，可領悟肉體和生命的極限，引導我們走向幸福。以祖父的死為轉捩點，今後他一定會踏踏實實地生活下去。這麼一想，我為他感到高興。

對這個年輕人來說，祖父正是他在世上遇見的第一個天使。

「謝謝」是最好的祈禱

知夫里島上的舊曆盂蘭盆節到了，平安之家旁的空地上搭起跳盂蘭盆舞的高台。當夏日火紅的夕陽沉入遠方水平線後，伴隨著樂器的節奏，盂蘭盆的歌聲響起來了。

受熱鬧氣氛感染，平安之家的春女士也在床上哼起歌來，那歌聲裡彷佛融入人生苦樂，是那麼動人心弦。工作人員們也跟著唱歌、跳盂蘭盆舞。

據說，死去的人也會一起跳盂蘭盆舞。在熱舞的年輕義工身影中，我恍惚看到去世姪女的身影。

她是我胞兄的長女，叫大國弘美，二十三歲時被診斷出白血病，和病魔搏鬥了一年又十一個月後離開了我們，享年二十五歲。

疾病是上天賜予的禮物

她患有先天性心臟病，從小就接受多次大手術。在長時間和疾病纏鬥的過程中，沒想到她還嘗試去開發「心靈寶藏」。她是個決心堅定的女孩，無論身處何種境遇都會努力找尋幸福，且時時心存感激。

白血病住院期間，她開始折紙和剪紙，還故意不用雙手來做。她假設雙手不能用，試著用腳趾來折紙鶴，花了好幾天的時間，還完成了好幾幅漂亮的剪紙作品。明明承受極大的痛苦，為何她還要做到這個地步，就為了感受身體的可貴嗎？她堅信若不感謝這個讓自己活著

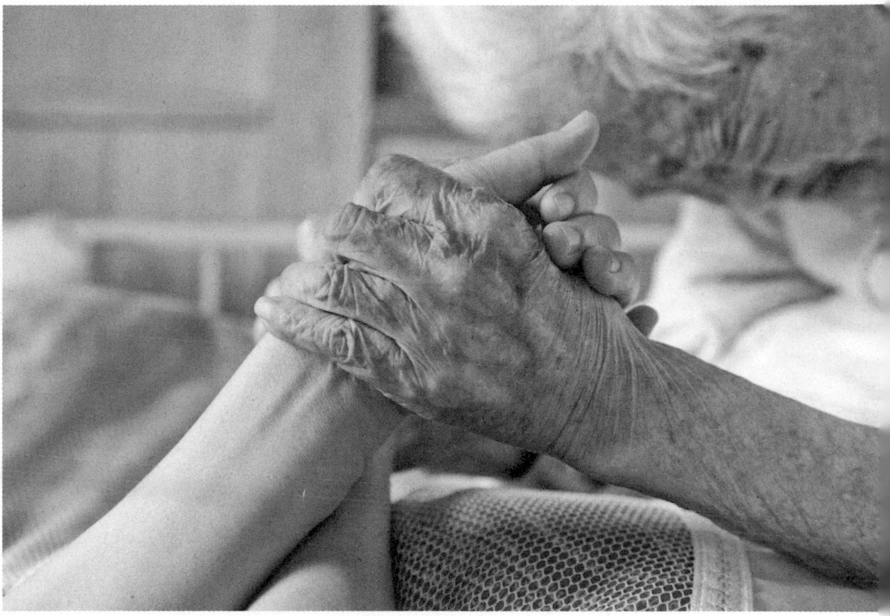

（國森康弘－攝）

人生在世不應一味追求活著的價值，以致忽略了老、病、死這三個同等重要的人生階段。

而存在的肉體，就無法擁有幸福的人生。

認真探索自己的生命，讓她總能保持正能量。兄長夫婦也表現得很堅強，決定不告訴女兒真實病情，也不讓身邊的任何人知道。但姪女還是向我說出了心裡話：

「我希望他們能告訴我真實的病情，不過，如果家人感到為難，我也不強求。但病人總能感覺到一點，所以，也許說出來能讓雙方都輕鬆些。雖然我不知實情，但假如最後大家都覺得還是這樣比較好，那不也是最好的結果？」

開始化療後，她剃了光頭，不想給護士添麻煩。

她在病榻上寫信跟我說，她發現疾病是上天賜予的，她很高興自己能珍惜過去的每一天，感謝所有的生命……。字裡行間滿是感恩。

臨終那天，她穿著自己親手做的純白婚紗，留下一句「謝謝」，溘然長逝，就像我小時候父親的辭世一樣。

我覺得「謝謝」一詞蘊含不可思議的力量，它可以寬諒一切，消弭所有憎恨與悲傷。也許正因此，每個逝者在離世時，臉上都會浮現美得耀眼的安詳笑容。我也跟逝者道謝，懷著感激的心情告別彼此，這是多美好的經歷！我相信「謝謝」是最好的祈禱語。

祈禱具有治癒力

每天早晨我都要冥想一個小時——雙手合十，一心祈禱平安。「祈禱」的「祈」字本為「接近（靠近）神靈」（編按：作者把日文「祈り」的漢字字形拆開解釋）。平心靜氣地祈禱時，我的心好像變成一面漂亮的鏡子，十分喜悅。眾所周知，祈禱或冥想時，會出現一種叫 α 波的腦電波，它對身心健康非常有益。

關於祈禱治病，美國醫學專家藍道夫．拜爾德（Randolph Byrd）發表了以下研究成果：

以在舊金山綜合醫院心臟加護病房住院的三百九十三名病人為研究對象，首先將病人分成兩組，一組接受人們的祈禱，一組不接受。其次是為祈禱者區分不同的信仰，讓他們各自定期為自己負責的病人祈禱，但彼此間互不認識。

當然，接受祈禱的病人並不知道自己被分到了哪個組，醫師護士也不知道，這是為了避免受心理影響。除祈禱以外，兩組病人仍舊照常接受治療。

結果，接受祈禱的那一組病人，抗生素使用量僅只沒接受祈禱那組的五分之一。由此可見，接受祈禱的病人健康狀況明顯好過未接受祈禱者。

另外，進行過多次實驗的拉瑞．多賽（Larry Dossey）博士也在他的《祈禱具有治癒力》一書中寫道：「實驗已證明了祈禱的效果。」

為治病祈禱和為求平安祈禱，都是一樣的。對我來說，早晨是用祈禱慰藉心靈的最佳時間。這段時間會有神秘的能量產生並將我包圍，讓我平凡的生活變得生機勃勃，真是非常可貴。

臨終者只需要愛與陪伴

我在島上大部分時間都待在平安之家，為此員工們開始擔心我的身體，勸我每週回家休息一天。但待在平安之家讓我更感到踏實。

愛上幸齡者的我，想一直陪伴他們身邊，從這些「戀人」身上，我感受到幸福。心怦怦跳、僅只牽手就興奮不已，那種戀愛般難捨難分的情感和難以形容的幸福，正是我和幸齡者的關係。很多人把家裡老人送進養老院或醫院，沒意識到這是在趕走幸福。

多田富雄先生的《頭腦裡的能舞台》一書有這樣一段話：

「咚！」——單調的鼓聲響起，舞台上的老婦人本應踏地起舞，我卻看見了死去母親的面容重疊在她身上。

穿著白色睡衣，面容憔悴的母親身影在關燈後的機艙裡浮現，我眼裡一下充滿了淚水。

母親晚年罹癌，動過兩次大手術，過世時身上還插著點滴管子。那時忙碌的我，在母親重病期間也很少去看望。

就算我心懷哀傷守在母親臨終的床邊，但也許只是盼望母親早死而已。

是的，是我放棄了老母親。她那麼痛苦，那麼需要幫助，我卻只顧忙自己的事，連探望都做不到。

悔恨揪緊了我的心。

於是，我眼前開始浮現一個個被我放棄的老婦人形象：有因精神病被捆綁在床上去世的祖母；有臥床不起、對我有成見、至死都沒能和解的岳母。看來，我還真是捨棄了許多老婦人。

現在，悔之已晚，無法挽回了。但我確認了一點，那就是，男人能夠輕易地拋棄身邊的年長女性親人。

多田先生真摯的文章深深打動我的心。

世上有多少人在心底埋藏這樣痛苦的感情呢？

為養育我們而廢寢忘食的母親，就算老了不能動、不能說話，也是我們在這世上唯一的母親。

許多人失去母親後，才知道自己錯過了什麼，再也回不去了。

幸齡者總希望下一代人幸福，便在臨終時親手將生命能量交到我們手上。

多希望所有人都能接受幸齡者用肉身交給我們的禮物，那是引導我們走上幸福道路的法寶。

某次演講會後，有人問我：「我媽媽在醫院，身上插滿管子，一直處於長期昏迷狀態。她知道我去看她嗎？每次看到媽媽的樣子，我都很難過。」他的聲音在顫抖。

我回答：「請握緊媽媽的手，向她訴說快樂的回憶，表達自己的感激之情，她一定能感受到，你的心也能得到安慰。對現在的你來說，沒有什麼比陪在媽媽身邊的時間更寶貴，所以請陪在她身邊！」

就像德蕾莎修女所說的，臨終者並不需要麵包，而是渴求愛。

我希望他能給病床上的母親更多的陪伴，因為只有主動侍奉的手和感恩母親的心，才能滿足病人對愛的渴求。

為父母奉上「真心時間」

「今天是纏蛇的日子。」

「快過年了嘛！」

「纏蛇」或名「蛇卷」，是知夫里島每年十一月二十八日舉行的傳統活動。首先製作巨大的稻草蛇，將安了角、長五十公分的「蛇頭」裝在直徑十五公分粗、長度十公尺以上的蛇身上。然後，眾人抬著草蛇，遊行至名為「荒神之木」的神樹處，把草蛇纏繞在樹上。

身障幸齡者埋藏心底的痛苦

「婆婆，今天要纏蛇喲！」春女士的腦海裡出現了纏蛇的清晰印象，開始回憶往事。身為外地人的我們邊聽邊點頭回應。講完後，春女士注視著遠方，舉右手做合掌狀，向神佛祈禱，她的左手不能動。

以前，我看護過的泉田義男先生（當時八十二歲）也總是這樣向地藏菩薩禮拜。義男先生因為腦中風後遺症，左半身癱瘓，也不能言語。我將他抱到輪椅上，推他出去散步，一路上小心避開來往車輛。我們在小公園樹蔭下，一起喝自備的麥茶。

「妳看！」義男先生幾乎要說出這兩個字似的，用手指著前方，那裡開著一朵小小的紫色六月菊。好可愛啊！沒人通知，花自知何時開放呢！

休息了一會兒後，我再次推義男先生往前走。那時，蟬鳴如驟雨大作，突然，我注意到義男先生把右手覆蓋在麻痺的左手上。原來路邊立著一尊古老的地藏王菩薩石像。

我停下輪椅，義男先生閉眼低頭，像在祈禱什麼。他每天臥床，已好幾年無法表達意思。如果有一天，聲音突然被剝奪、手腳也無法自由活動，我會怎麼樣呢？想到義男先生的痛苦，我也心痛欲裂，他家人應該也十分難受啊！

曾有位男子向我諮詢：「我母親生病，不能言語，住在公立養老院。我不敢帶孩子們去看她，因為一看到躺在白色病床上的母親，以及和母親一樣默不作聲躺在床上的其他老人，我就害怕。想到他們躺在這裡或許只是等死，也很難過。雖然知道不應該，但還是不知不覺減少探望次數。我該怎麼辦？」

我想起義男先生的苦惱。心愛的兒孫來看他，他不能說話，也無法握手，誰能理解他的心情呢？他甚至連「謝謝」這麼簡單的話也表達不了。兒子認為無法言語的母親「不懂」，但其實她還有心思啊！

「謝謝你來見我！我好想見你，能見到你，比什麼都高興！但不要占用你忙碌的工作時間，我的身體已經這樣了，不能再給大家添麻煩，我必須忍耐。你們都要好好保重！」身障的幸齡者這樣把痛苦埋藏自己心底。

我希望這位先生能明白，即使不能說話，老人家也和我們一樣會思考、煩惱，一樣有痛苦與快樂。握住被剝奪身體自由的母親的手，那是身為家人的我們應當做的。握著她的手，和她講述那些難忘的親子往事，母子間會有說不完的話。我希望他能帶著孩子一起去看母親，並當著孩子們的面向母親致謝。那麼，等自己老了，孩子們也會這樣做，這份情感就會回到自己身上。現在多陪陪幸齡者，會讓自己將來老後的生活過得更好。

陪母親看大神社最後一眼

我又一次站在出雲大社正殿前，高達二十四公尺的正殿，是日本最古老的國寶級神社建築樣式「大社造」。據說從前曾經高達十六丈（四十八公尺），可謂高聳入雲。我想起那天帶母親來參拜的情景，當時母親的心願就是看大神社最後一眼。

濛濛細雨中，母親好不容易從前殿來到正殿。一到正殿，她就挺直身子並拍了四下手掌。母親靜靜祈禱的身影是那麼美麗，我不禁看得入神，那時母親八十七歲。母親突然往回走，說要去參拜正殿周圍的九個攝社。攝社祭祀與出雲大社的大國主大神淵源很深的神靈。

「不要再走了！」我勸她，但母親不聽，她走走停停，終於來到攝社前，雙手合十。

一圈轉下來後，母親平靜地說：

「這是媽媽最後一次來這裡，以後只要妳來這裡，就等於我也跟妳一起站在這裡。我一個山裡的女人嫁到大國來，年輕時不知有多少次想逃回家去，但上天賜給我五個孩子，能和妳成為母女真好，不可思議呀！是誰成就我們母女關係的呢？真要謝謝祂！」說完，母親對著我雙手合十。

我是五個孩子中最讓她傷腦筋的，聽母親這樣說，我忍不住抱著她瘦小的身子哭了。

不知何時雨停了，太陽從高高的樹梢間微微露臉，陽光灑落在母親和我身上。母親說：「久美子，最後能到大社來真是太好了！總是這樣一代代傳承下去的吧！」

兩千五百年前，佛陀說：「註定要死的人，親人是無能為力的，孩子救不了他，父親、親戚也不行。」疼愛我、保護我、養育我的母親去世了，而我也一天天走向人生的終點。直到被上天召見那刻為止，我希望將島上的幸齡者當作自己的父母來服侍。

父母的恩情是無論如何也無以回報。有位企業家在參觀平安之家之後說：「事業成功，公司規模變大，讓父母過上優渥的生活，我以為這樣就是孝順了，但來到平安之家後，我重新反省，真是如此嗎？我父母已經不在了，我想，至少別讓我的員工們有同樣的感慨……。」

老父母並不想要錢財或貴重物品，他們只希望子女陪在身邊，聽他們說話，消除他們的孤獨。我希望大家盡可能騰出時間去傾聽父母，或者輕輕握著他們的手，給他們講各種新鮮事。

將這樣的「真心時間」花在父母身上，是最大的孝順，對此我深信不疑。幸齡者會將看不見的禮物親手交給付出了「真心時間」的人才離去。

母親去世後，我又來到出雲大社。每次站在正殿前，就會想起母親的話，感受到母親的支持。今後母親也一定會一直守護我。

離開出雲大社前，我深深為幸齡者祈福。

應視死亡為日常生活的一部分

今年春天，一所小學邀請我去講課，正好給了我一個闡述「生命寶貴」的機會。聽眾是五年級小學生，我講述了「平安之家」的生活和善終守護的經歷，孩子們聽得很認真。不過，大部分孩子一定會困惑驚訝，因為他們原本以為死僅代表了悲傷和恐懼。

幾天後，我收到孩子們寄來的心得感想：

「我懂得因為活著才會有死亡的道理。」

「我要好好活著，到死為止。」

「我認為死亡是人的肉體從這個世界消失，但靈魂仍會活在人的心裡。」

「我會更加敬重我的媽媽和奶奶。」
「我從未想過每個人都有死的這一天。」……

每個孩子都試著以同樣的觀點去理解生與死，這讓我感到驚訝，我作夢也沒想到孩子們會有如此敏銳的感受力。其中有個學生寫道：

「爺爺死的時候，雖然我不能在棺材上釘釘子，但我懂得了，人活著很重要，死了也一樣重要的道理。我想生與死並非對立的概念。」

我也透過孩子們重新瞭解到自己是為了什麼而闡述「死之尊貴」。生與死本為一體，不該切割開來思考，也許孩子們是用心認識到了生死的本來面目吧！當我們用同樣的觀點去理解生與死時，我們才能體會生命的喜悅。

我們必須將「生命寶貴」的理念傳給肩負新世代重任的孩子們。如果死亡不能被視為日常生活的一部分，我們就無法理解生命的寶貴。

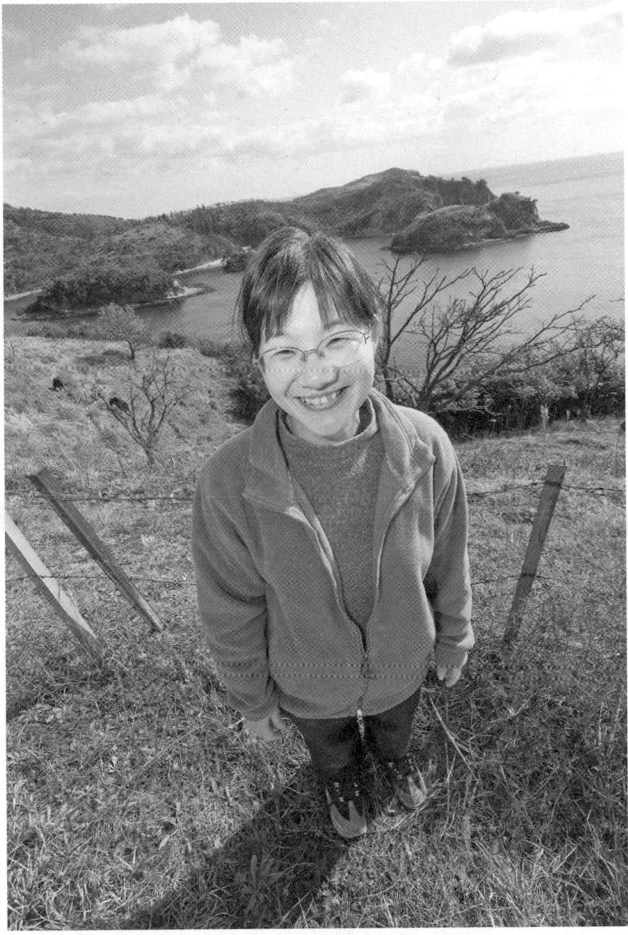

（竹林尚哉／攝）

柴田久美子常常前往赤禿山頂感受自然的能量。

破除死亡禁忌，在家庭、學校和社會生活中，每個人都以平常心談論死亡，這不是重要的事嗎？

讀著孩子們寫的感想，想要好好宣揚生死理念的念頭，再次從我心底升起。

（國森康弘－攝）

譯者後記

她以愛和柔情包容一切

◎樂美

去拜訪柴田久美子老師開設的岡山「日本善終守護師研修所」，最先映入眼簾的是牆上用彩紙書寫的哲學家森信三先生的格言：

守時、淨場、正禮。

廁所的牆壁上也寫著一段題為「今天的祈禱」的禱詞。

柴田老師說：「這是為今天可能上路的臨終者準備的。為他們精心安排每一件小事，為全世界即將逝去的人們祈禱幸福。」

柴田老師每天都誦唸這牆上的格言和自己寫的禱詞。她工作時總是風風火火，但只要見上一面，就能看出她是個把個人信念融入生活、認真對待生命的人。

曾多次帶領來自中國的遊學訪客拜訪日本善終守護師研修所，大家見到她都很感動，有人甚至在與老師眼神交會的瞬間便莫名淚流滿面。

這位流淚的遊學訪客說，與柴田老師一見如故，躺在老師懷中體驗呼吸同步時，背後有一種溫暖的能量在流動，宛如在媽媽懷中。

遊學訪客個個都希望能體驗善終守護，感受一下那份寧靜和溫暖。但當時柴田老師因癌症而虛弱不堪，讓我非常擔心，想阻止他們，但柴田老師卻微笑著一一答應了。

雖然三度罹癌，還曾遭遇離婚、孩子離家出走，甚至手足失和……，但柴田老師總是接納一切，安詳地包容，充滿了柔情。這種精神力量究竟來自哪裡呢？

有句話說「信則成，憂則崩」，意即「信則通神」。柴田老師正是以堅定的信念走上自己的道路、也活出自己精神的光輝吧？

說到和柴田老師的相識，不能不提藤岡先生。

最近七、八年，我在日本主要是學習「本物」（編按：意指「純正真實」的）老師的活法，其中一位老師就是藤岡先生。藤岡先生是東京「掃除道」（編按：起源於鍵山秀三郎的一種結合掃除與身心修練的社會運動）帶領人，同時也是一位對中華文化有深入研究的學者，是他向我推薦了柴田女士，稱讚她創辦的日本善終守護師研修所堪稱活法的最佳課堂，推崇她是日本「本物」中的「本物」，曾為兩百多位臨終者提供關懷服務，用溫暖的懷抱陪他們安詳地走完人生最後旅程。

向柴田老師請教學習的過程中，一次次被她的大愛、熱情和強韌的精神所感動，因而把這份感動分享給我所尊敬的正好文化發行人梁正中先生。

梁先生與柴田老師初次見面交流，就好似心有靈犀，柴田女士也感動落淚。

過去三十年，梁先生多與企業經營者打交道，他深知企業家們雖事業風光，但也有很多煩惱，並不是真正的幸福。

相見那時，以柴田老師的故事為劇本元素的電影《善終守護師》正積極拍攝中，但外景片場卻突遭水災，因資金困難而被迫中斷。

他想，這電影探討臨終關懷與生死意義，正好可能有助於那些企業朋友從煩惱中解脫出來，因此號召許多朋友來共襄盛舉。

最後，電影終於拍攝完成並順利上映。

《善終守護師》這部電影在美國「洛杉磯日本電影節」獲得了特別獎，榎木孝明獲最佳男主角獎，飾演女護士的村上穗乃佳獲新人獎，電影上映後，

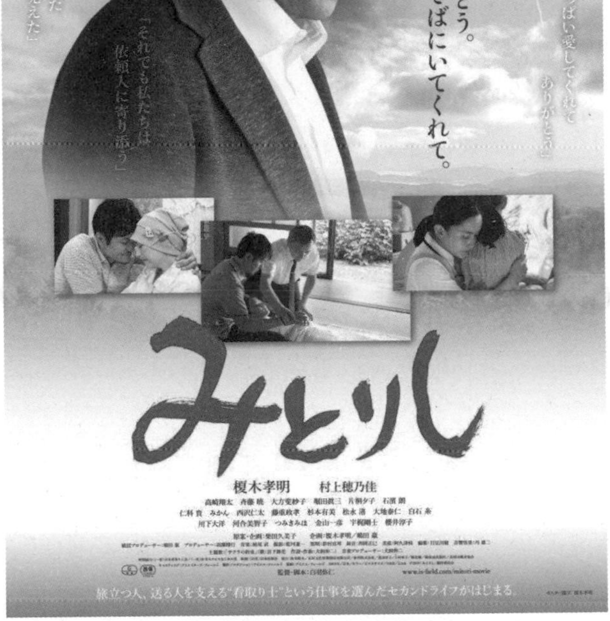

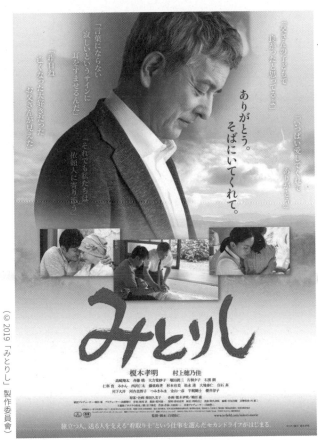

以柴田的故事為藍本的電影《善終守護師》，
已於二〇一九年在日本上映。

善終守護師的天使團隊（編按：支援性質的義工組織）從三百八十人激增到一千三百四十人。

柴田女士在《守護筆記》中這樣寫道：「看護必須確保臨終者每天都有尊嚴（決定權），為他們提供新鮮的空氣、陽光、溫暖和安靜的環境，讓他們安詳地度過最後時刻，盡可能減少無謂消耗體力的生活安排。」

本書讓我們看到柴田老師已經回歸生命原點、在孤島上堅強奮鬥的精神，也記錄了日本善終守護志業的原點。

新冠病毒疫情讓全世界陷入水深火熱，人人都面臨不知何時死亡的恐懼。透過認識善終守護，讓我們可以瞭解這項工作的重要性與迫切性，以正面開放的心態面對生死；也讓我們進一步省思生死，用心活出生命的價值。

祈福逝者走得更安詳，生者活得更有意義。

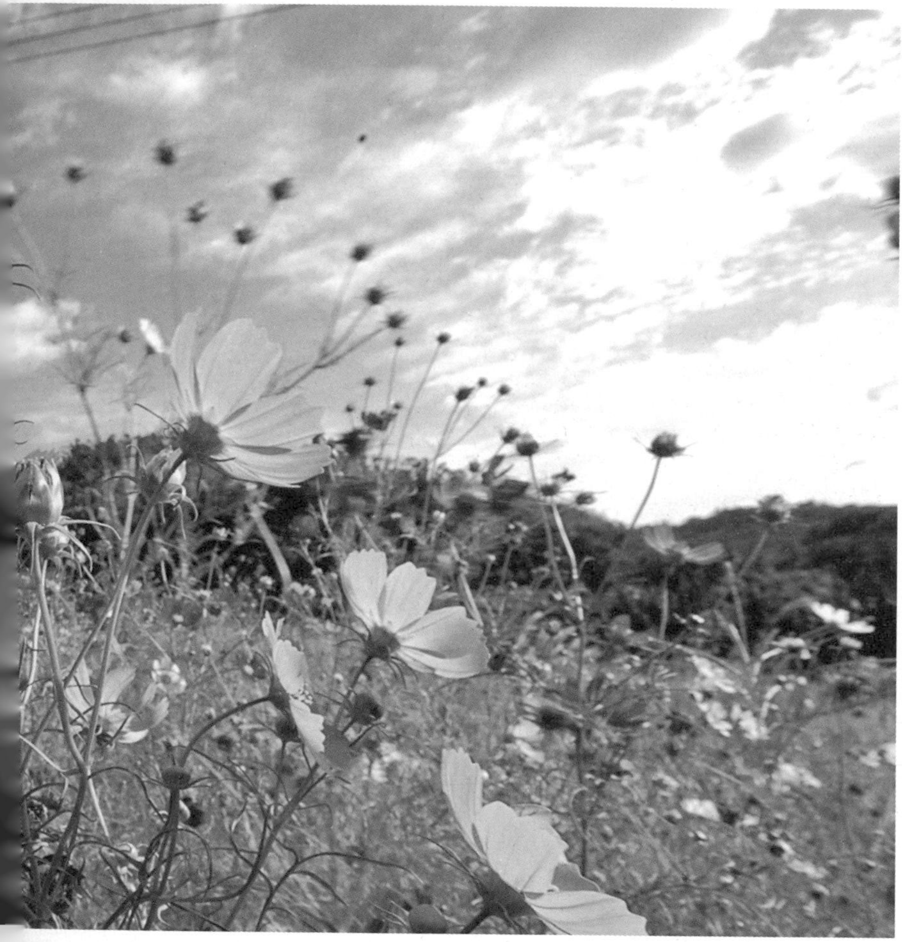

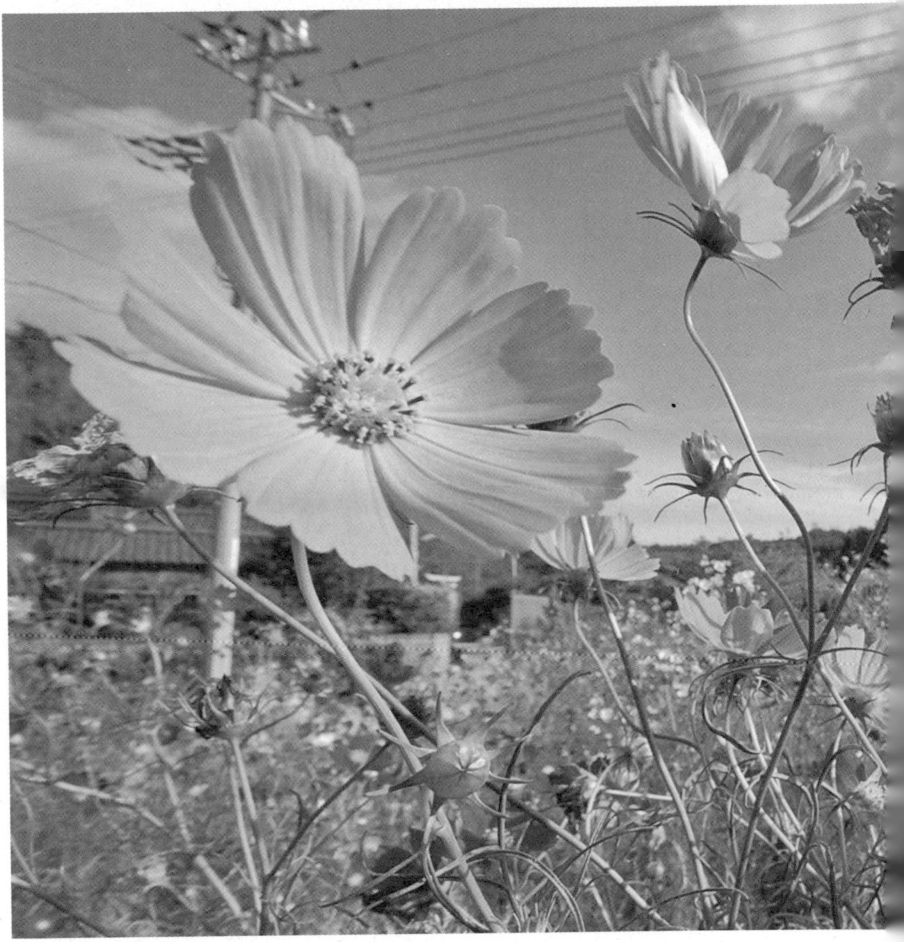

一個人從天涯海角出發

作者 柴田久美子
譯者 樂美

總 編 輯　夏瑞紅
文字編輯　言宇召、陳陽
攝　　影　國森康弘、竹林尚哉、Ken Chuang
圖片提供　平安之家
封面設計　張士勇
內頁編排　集一堂
行政編輯　謝依君

發行人　梁正中
出版者　正好文化事業股份有限公司
地址　台北市民權東路三段106巷21弄10號
電話　（02）25456688
網站　www. zenhow.group/book
電子信箱　book@zenhow.group

總經銷　時報文化出版企業股份有限公司
電話　（02）23066842
地址　桃園市龜山區萬壽路2段351號

製版　瑞豐實業股份有限公司

初版一刷　2021年7月23日
定　　價　新台幣380元

Based on the 2004 Japanese work *Thanks is a Form of Prayer* published in Japan by KOSEI Publishing Co., Ltd., this Chinese edition, entitled *A Journey from the End of the World*, is published by Zen How Book under a license granted by Kumiko Shibata to TAIHO Co., Ltd.

ISBN 978-986-06042-2-1

國家圖書館出版品預行編目（CIP）資料

一個人從天涯海角出發
柴田久美子著；樂美譯.
初版. -- 臺北市：正好文化事業股份有限公司,
2021.07
256面；14.5×20公分
ISBN 978-986-06042-2-1（平裝）
1.生命哲學 2.自我實現
191.91　　110009136